Introduction to the Work of
Allan N. Schore

アラン・ショア入門

感情調整と右脳精神療法

小林隆児●著

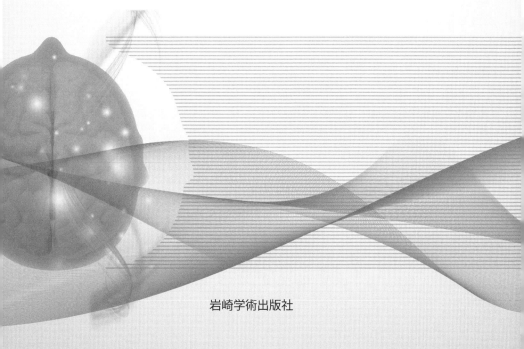

岩崎学術出版社

はじめに

　一昨年（2022）10月，私がアラン・N・ショア Allan N. Schore の最新の著書『右脳精神療法 Right Brain Psychotherapy』を，わが国で初めて邦訳紹介してからすでに1年以上経過しました。ショアの仕事について，処女作『感情調整と自己の起源——情動発達の神経生物学 Affect Regulation and the Origin of the Self: The Neurobiology of Emotional Development』（1994）出版当時から書名程度は知っていましたが，本自体の膨大な厚さに圧倒され，しばらくは手に取ることを躊躇せざるをえませんでした。私がその内容にまで踏み込み始めたのは，『感情調整不全と自己の障碍 Affect Dysregulation and the Disorders of the Self』（2003）と『感情調整と自己の修復 Affect Regulation and the Repair of the Self』（2003）の姉妹本の同時出版が契機となりました。当時，ある学術商業誌に書評（小林, 2004）を記したのは，その衝撃的な内容に感化されたからでした。その後もショアの仕事の紹介の執筆依頼を受けて纏めたことがありました（小林, 2008）。しかし，今振り返って，当時の私がショアの仕事内容を十分に咀嚼し紹介できるほど理解できていたかと自問すると，とても自信を持って答えられるほどの内容を持ち合わせていなかったことを告白せざるをえません。

　私がショアの仕事に深く傾倒していったのは，彼の説く「情動」と「関係」に焦点を当てた精神療法（感情調整療法と称しています）が，これまで私が「甘え」と「関係」を軸に精神療法の実践を積み重ねてきたこととあまりにも符合し，かつショアの仕事の内容にも共鳴するところが大きかったからで，そうした動機から『右脳精神療法』の翻訳という難事業に取り掛かったものです。

　『右脳精神療法』はショアにとって5冊目の著書（姉妹本『無意識の心の発達（邦訳題は『無意識の発達』）The Development of the Unconscious Mind』を含めると6冊）で，彼の集大成と言って良い内容ですが，彼の仕事の全貌を

見通すためには，どうしても彼のこれまでの仕事全体を視野に入れなければならないことを痛感しました。そこで『右脳精神療法』の翻訳を終えた後，すぐにこれまでのショアの全著書の翻訳に専心し，自家版を作成しました。こうした下準備をしてから，本格的にショアの仕事を紹介する本の執筆に取り掛かりました。その成果が本書『アラン・ショア入門』です。

『右脳精神療法』を出版した翌年秋に私はこの本をテキストにした「アラン・ショア入門講座」をオンライン形式で開催して，本書の感想を何人かの参加者から聞きましたが，多くの方から途中で脱落したとの率直な感想をいただきました。幸い，オンライン講座によって参加者の理解は格段に深まったという実感は持ちましたので，その内容を1冊の本にして出版しなければならないとの思いがいよいよ強まっていきました。

わが国ではいまだに精神療法の代表格として認知行動療法が取り上げられていますが，世界の精神療法の動向は，明らかにその先を見据えて，大きな変化が生まれていることを実感します。それは，行動から認知へ，さらには認知から情動へのパラダイム・シフトです。精神療法において「関係」や「情動」の重要性は誰もが多少なりとも認識しているものですが，いざ実際に研究に取り組もうとすると，逡巡してしまいがちです。なぜなら，近代科学の柱となっている普遍性，論理性，客観性を重視する研究者たちにとって，認知が客観性を担保できるものとして重宝されたのに比して，「情動」は主観的で恣意的だとの理由から，真正面から取り上げられることはほとんどなかったからです。今でもその傾向はとても強いというのが実感です。

そうした現状において，ショアの仕事は革命的といってよいものです。その背景となっているのが「脳の10年」以後の急速な脳研究の進歩です。ある1つの脳ともう1つの脳を同時に観察対象とした脳画像研究によって，2つの右脳同士が同期するという知見が報告され，乳児の未熟な脳は養育者の成熟した脳と同期することによって，乳児の脳に刷り込みが起こり，組織化されることが明らかになってきました。こうした乳児の脳の組織化が，言葉を持たない乳児期に右脳の成熟の達成を可能にするとして，この臨界期をショアはとりわけ重視しています。生後2年間の乳児と養育者の情動を介した関

係，すなわち情動的コミュニケーションの世界で，情動調律を基盤としながら，二者関係内で乳児の脳，とりわけ右脳の成熟過程が進行することを明らかにしています。ショアの主張の根幹には，人間の初期発達の生後2年間の体験を通して獲得された（あるいは，されなかった）脳の構造と心の機能は，生涯発達を通して，その雛形として働き続けること，さらにはこの時期の体験でとりわけ重要なのは，主たる養育者との情動的な繋がりであるという考えがあり，そこから，とりわけ人間の生誕後の1年半の親子関係の体験を重視しています。そこでの親子の「関係」，とりわけ「情動を通した繋がり」の質が初期の脳の成熟過程を左右し，その成否がのちの多様な精神病理発生に繋がると主張しています。

ショアの仕事の先進性は，彼の渉猟し続ける学問領域の広大さ，そしてその統合力にあります。具体的には，発達心理学，神経精神分析，発達精神分析，関係精神分析，発達精神病理，臨床精神医学などは言うに及ばず，今や脳に関する膨大な神経生物学的領域（のすべてといってもよいほど！）を網羅した上で，臨床研究と基礎研究を統合した理論を構築するという，人並み外れた能力の持ち主です。それを裏付けているのが，多くの科学的および臨床的分野にわたる学術雑誌の論文の査読者として，そして35の雑誌編集同人としての経験です。さらに驚かされるのは，こうした膨大な研究を積み重ねながらも一貫して自宅のオフィスで日々重症のパーソナリティ障碍患者の精神療法を実践し続けている在野の臨床家 - 研究者であるということです。

さて，本書を手にされた方への水先案内として，本書を纏めるに際して，私が心がけたことを説明しておきたいと思います。

アラン・ショアの6冊の著書は，ほぼ10年の間隔を置いて出版されてきましたが，その間の膨大な研究成果，その中でもとりわけ発展の著しい神経生物学の知見を踏まえた改訂がその都度行なわれています。したがって，どうしても重複する部分も少なくないのですが，こうした改訂を含む記述を引用し纏めるという作業は，私の力量不足もあって，難渋を極めました。特に私には不案内な脳科学の世界の知見を，その発展を踏まえながら読者に分かりやすく解説することは荷の重い作業であったことを正直に吐露せざるを得ま

せん。

　ただその中で，ショアの主張する生後2年間での脳の成熟過程で柱となる知見だけは読者に分かりやすく解説することを心がけました。当初はショアの記述を可能な限り忠実に引用しながら解説を付けるというスタイルを取ろうとしたのですが，私の力量不足から困難であることを悟り，そのエッセンスを私なりに纏めて解説するスタイルに変更しました。これまで脳科学と精神療法の世界に余り馴染みのない読者（私自身がそうであるように）にとってはかえってその方が理解しやすいのかもしれないと思うようになりました。

　ただ，本書の後半の精神病理と治療論に関する章（第4章から第6章）については，ショアの記述の重要な箇所については可能な限り忠実に引用しながら私の解説を加えるというスタイルを通しました。「関係」と「情動」に焦点を当てた精神療法（感情調整療法）の理論を，脳科学の最新の知見をエヴィデンスとして補強しながら，展開しているところにショアの仕事の先見性があると考えるからです。本書の前半と後半で記述スタイルを意図的に変えたのはそのような理由に依っています。

　以上，本書執筆に際して私が心がけたことが，果たして読者の皆さんにとって期待に沿えるものとなったか否か，その判断は読者に委ねるしかありません。では早速アラン・ショアによる脳と心の世界に皆さんを誘うことにしましょう。

文　献

小林隆児（2004）．ブックガイド　アラン N. ショア著『情動調整障害と自己の障害』『情動調整と自己の回復』．そだちの科学，2，118．

小林隆児（2008）．こころと脳をつなぐ架け橋としての情動と愛着——Allan Schore の理論を中心に．小児看護，31(6)，733-736．

目　次

はじめに　iii

第 1 章　アラン・ショアの全仕事を俯瞰する　……………………1

1. アラン・ショアの仕事の先進性　1
2. アラン・ショアという人物紹介　9
3. アラン・ショアの全著書の概要　15

■第 1 章の要点　19

第 2 章　初期発達と脳の成熟過程　………………………… 21

1. 共生期（生後 4 〜 9 カ月）　23
2. 練習期（生後 10 カ月〜 18 カ月）　27
3. 再接近期（生後 19 カ月〜 24 カ月）　34

■第 2 章の要点　37

コラム 1　情動，感情，感じたこと　38
コラム 2　大脳半球の成長周期──右半球と左半球との違い　39

第 3 章　初期発達における無意識の心と
　　　　　情動的コミュニケーション　……………………………… 41

1. 原始的な心の働き──投影性同一化　41
2. 情動的コミュニケーションの世界　47

■第 3 章の要点　55

コラム 3　コミュニケーションの二重性　56
コラム 4　リアリティとアクチュアリティ　58

第4章　初期発達におけるアタッチメント形成不全，脳の機能不全，そして発達精神病理 …………………… 59

1. 恥体験の持つ両義的側面　59
2. アタッチメント形成不全による発達精神病理と脳の機能不全　64
3. 各アタッチメント・パターンにみられる発達精神病理と発達神経生物学　71
4. 外傷性ストレスに対する乳児の精神生物学的反応──アタッチメント外傷の対人関係神経生物学　78

■第4章の要点　84

> コラム5　アタッチメント・パターンの類型についての私見　85
> コラム6　ベイトソンの二重拘束　86

第5章　右脳精神療法における治療機序──治療の中心は感情調整である …………………… 89

1. 「耐性の窓」と「感情耐性の窓」　90
2. 感情耐性の窓を調整する境界の限界域　93
3. 感情耐性の窓の両限界域で働きかける際の臨床原則　97
4. 感情耐性の窓を調整する境界の限界域での体験とはどのようなものか　99
5. 修正情動体験　101
6. 2つの神経生物学的退行──局所論的退行および構造論的退行の神経精神分析　103
7. 転移 - 逆転移と無意識的コミュニケーション　109
8. 治療者の恥体験への気づき　114
9. 感情調整療法において治療者に求められるもの──感性を磨く　117

■第5章の要点　121

第 6 章 「甘え」からみた感情調整療法 ……………………………… 123

1. 依存と「甘え」　*123*
2. 恥と「甘え」のアンビヴァレンス　*125*
3. ショアの記述からみた「甘え」のアンビヴァレンス　*126*
4. なぜ「甘え」のアンビヴァレンスを掴み取ることは難しいのか
   133
5. 「甘え」からみた感情調整療法　*137*
6. すべての精神病理の起源に「甘え」のアンビヴァレンスが潜んでいる
   145

■第 6 章の要点　*148*

コラム 7　接近・回避動因的葛藤と「甘え」のアンビヴァレンス
　149
コラム 8　メタファと精神療法　*149*

付録 1　脳解剖学の基本用語　*153*

付録 2　右半球の構造的特徴——特に眼窩前頭前野を中心に
　157

文　献　*161*

おわりに　*169*

索　引　*171*

［注］

1. ショアの著書からの引用の際は，行空けの上，ゴシック体で記載し，最後に著書名，頁数（始-終）を付記した。

2. 引用の際，翻訳本（『右脳精神療法』と『無意識の発達』の2冊）がある場合，その頁数を示したが，未訳本はすべて原著の頁数を示している。なお，その際，訳はすべて筆者（小林隆児）によった。

3. ショアの著書からの引用箇所において，ショア自身による強調は太字で，筆者による強調は傍点で示した。

4. 本文は「ですます調」で，ショアの著書からの引用箇所は，違いを明確にするために，「である調」で記述した。他の著者からの引用も同様に表記した。ただし，『感情調整と自己の修復』第2章と『右脳精神療法』第6章は，いずれも講演内容であるため，「ですます」調に訳した上で引用した。

5. ショアの著書の一貫した特徴は，精神療法家に向けては脳科学的知見について，生物学的研究者には精神療法の臨床実践の最近の進歩についての情報を提供することに向けられている。よって，両者にとって，さらに詳細な情報を得ることが容易になるように，ショアの著書からの引用箇所については，引用文献も含めて忠実に紹介し，最後に文献欄に，筆者の「引用文献」とは区別して「ショアの著書の引用文献」リストを作成した。

6. 人名については，日本人は初出の際のみ姓名，その後は姓のみとし，外国人名は初出の際のみカタカナと原名表記とし，以後はカタカナ表記のみとした。

7. ショアの仕事は，精神分析を柱とする精神療法に関する臨床研究と神経生物学的基礎研究を統合した理論を構築するという野心的なものであるため，臨床家にとって不慣れな神経生物学的用語の理解には苦労させられることが予想される。そこで神経生物学的用語の中でも本書を理解する上で必須の用語について，巻末に「付録」として付記し，理解の一助とした。

第1章　アラン・ショアの全仕事を俯瞰する

1．アラン・ショアの仕事の先進性

　ショアは「人間の初期発達を理解することは，科学の基本的な目的の一つである」と述べ，「この時期の体験を通して獲得された（あるいは，されなかった）脳の構造と心の機能は，生涯発達を通して，その雛形として働き続けること」，さらには「この時期の体験でとりわけ重要であるのは，主たる養育者との情動的な繋がりである」ことから，人間の生誕後の1年半の親子関係の体験を重視しています。そこでの親子の「関係」，とりわけ「情動を通した繋がり」の質が初期の脳の成熟過程を左右し，その成否がのちの多様な精神病理発生に繋がると主張しています。

行動から認知へ，さらには身体に基盤を持つ情動へのパラダイム・シフト
　ショアは『精神療法という技芸の科学』（2009）序文で今日，神経生物学の世界で起きているパラダイム・シフトについて以下のように述べています。

　　『科学革命の構造』の中でトーマス・クーン Thomas Kuhn（1962）が主張したことを思い起こしてほしい。パラダイムが覆されると，新しいパラダイムがそれに取って代わる。過去40年間を振り返ると，1960年代と1970年代の心理学（および精神医学）は基本的に行動パラダイムを利用していたため，行動心理学が優勢な時代であった。脳，体，無意識は，開けることのできない不透明な「ブラック・ボックス」に入れられていた。精神分析では，欲動と動機付けの状態は格下げされ，メタサイコロジーの領域に追いやられた。そして，スキナーが科学的研究の範囲を超えていると述べた情動もそう

であった。精神療法の変化モデルは，患者の不適応をもたらす不安を示す**行動**の変化を中心に展開されていた。

　1970年代と1980年代には，科学が外的行動だけでなく内的認知過程（記憶，注意，知覚，表象スキーマ，意識，言語など）も観察する時代に移行した。そのため，認知パラダイムと直接関連する認知心理学が優勢な時代に入り，精神病理学と精神療法のモデルにも影響を与えた。このパラダイムの基本原理は，患者の不適応な意識的**認知**を変えることであり，これは認知行動療法（CBT）モデルの作成で表現された。われわれは現在，急速に形成されつつある身体に基盤を持つ**情動**と精神生物学的状態が研究モデルと臨床モデルの双方で優勢な時代を経験している。（太字はショアによる強調）

（『精神療法という技芸の科学』pp. 3-4）

　神経生物学の世界のパラダイム・シフトが起こるまでは，「情動」を実体的に，実証的に，目に見えるかたちで捉えることが困難であったことから，直接真正面から取り上げて議論することは避けられてきました。さらに情動的コミュニケーションの世界を論じることがこれまで躊躇されてきたのは，この世界が当事者の気づかないところ（意識下）で生起しているためでもありました。しかし，今ではその壁が崩れ，情動という精神生物学的現象が可視化されるようになり，実感を伴って捉えることが可能になってきました。それが追い風となってこれまで意識化が困難であった情動的コミュニケーションの世界をショアは真正面から堂々と論じるようになったのです。

神経科学研究の関心が左脳から右脳に移行する

　こうしたパラダイム・シフトが引き起こした変化について，ショアは以下のように述べています。

　　行動から認知へ，さらには身体に基盤を持つ情動へのパラダイム・シフトは，心理学，社会神経科学，および精神医学の分野間のより強いつながりを築くための統合力として機能しており，それらはすべて現在，感情現象に焦点を当てている。行動生物学の中で，それは動物の感情（de Waal, 2011）を中心とした種を超えた心理学 trans-species psychology（Bradshaw &

Sapolsky, 2006; Northoff & Panksepp, 2008) の出現の基礎を生み出した。クーン（1962）は，パラダイム・シフトは定義上，科学分野全体で同時に出現すると述べている。論文の査読者としての経験と，多くの科学的および臨床的分野にわたる35の雑誌編集同人としての経験から，この問題についていくつかの見解を述べることができる。以前は認知発達に限定的に焦点を当てていた発達心理学的モデルは，現在，情動的および社会的発達を積極的に探求している。神経科学は，左脳の言語ベースの認知過程と随意運動機能の研究から，右に局在化された情動処理辺縁系とストレス調整 HPA 軸の具体化された機能の研究に移行している。左脳から右脳への移行に加えて，研究者は神経軸を皮質から皮質下へ，中枢神経系から自律神経系へと移動させている。この情報は急速に精神医学に取り入れられている。われわれは現在，精神医学の第 1 軸および第 2 軸障碍の多くにおける大脳辺縁系および自律神経系の調整不全に関する神経精神医学的研究の急増を目の当たりにしている。

(『精神療法という技芸の科学』pp. 4-5)

今日の神経科学の研究の関心は，左脳から右脳への移行に加えて，それまでの左脳の言語ベースの認知過程と随意運動機能研究から，右に局在化された情動処理辺縁系とストレス調整視床下部 - 下垂体 - 副腎皮質軸（Hypothamic-Pituitry-Adrenal axis: HPA 軸）の機能研究へ，神経軸を皮質から皮質下へ，中枢神経系から自律神経系へ，などと大きくシフトしています。このことは発達的にみると，より早期の神経生物学的構造と機能へと関心が移っていることを意味します。

アラン・ショアの著書の難解さはどこにあるか

ショアの著書を読む際に，念頭に置いてほしいことがいくつかあります。

ショアの著書は，精神分析的精神療法の知見と神経生物学的知見の統合を意図して執筆されているため，両者の知見が幾度となく繰り返し取り上げられています。そのため，記述の反復が非常に多いのが特徴です。そのことがショアの論の展開をより分かりづらくしているとも言えますし，反復されることで頭の整理に役立つとも言えますが，なぜそうなるのかといえば，ショアは，最新の知見をその都度取り上げることでエヴィデンスを補強し続けて

いるのです。単純に同じことの繰り返しではないというところを味わうことが必要になります。

　また，自身の主張を補強し，論を展開するために，同質の事象について，多領域からの知見を繰り返し引用しています。そのため，読者は非常に幅広い知識が求められるため，理解はなかなか容易ではありません。

　また，「感情」と「関係」に焦点を当てた調整理論と感情調整療法を理解する上で，従来の「一者心理学」の考え方とショアの主張する「二者心理学」の考え方，この両者の考え方の根本的差異を理解することがもっとも重要になります。一者心理学で重視される「行動」や「認知」に対し，ショアの二者心理学では，「情動」が一義的とみなされます。

　「情動」という可視化困難な事象を扱うためには，従来の明示的，論理的，意識的な左脳的思考から脱して，黙示的，直感的，無意識的，非言語的な右脳によるコミュニケーションを，経験的，体感的に理解していくことが求められます。ショアの理論の難解さはここにあります。

言葉で象徴されずに伝達されているものをいかにして扱うか

　研究者は，左脳から右脳へと研究の関心が移るにつれて，大きな問題に直面することになります。それについてショアは以下のように述べています。

> いかなる治療の出会いでも本質的な関係的要素は，われわれが言葉で象徴されずに伝達されているものをいかにして扱うかということである。いかにして表現されていない無意識の情動を理解し関係をもつか，それは非言語的コミュニケーションを受信し表現する能力如何にかかっている。「前象徴的過程」について議論する際に，ブッチ Bucci は，「他者の表情や姿勢の微妙な変化を知覚することによって他者の情動状態の変化を認識し，身体的または運動感覚的経験に基づいて自分自身の状態の変化を認識する」と述べている (2002, p. 194)。これらの暗黙のコミュニケーションは，患者と治療者の右脳システム間の治療同盟内で表現される。
>
> 　　　　　　　　　　　　　　　　　　　　　　　　（『右脳精神療法』p. 27）

　情動という可視化困難な事象について，言葉という象徴化されたものを介

して知見を共有化することは中々の難事業です。精神療法においても臨床研究においても「言葉で象徴されずに伝達されているものをいかにして扱うか」という問題です。のちに，神経生物学研究における脳画像研究によって，2つの右脳が同期しているという現象を可視化することに成功したことによって，大きな壁を乗り越えつつあるのですが，精神療法や臨床研究においては，その方法論についてまだまだ発展途上といわざるをえないのが現状です。

非言語的アプローチによってしか使用可能な形で伝達することができない

ショアは言葉によらないコミュニケーションについて，こうも述べています。

> 治療的な「非言語的暗黙的コミュニケーション」に関して論じる中で，チューズド Chused は以下のように主張している。「そこに含まれている情報は言語化できないということではなく，ただ非言語的アプローチによってしか使用可能な形で伝達することができないことがあるというだけである。とりわけ関心が基底に含まれるような意識的に気づかない時である」(2007, p. 879)。
>
> （『右脳精神療法』p.28)

ここでショアは重要な指摘を行っています。情動に関する「情報は言語化できないということではなく，ただ非言語的アプローチによってしか使用可能な形で伝達することができないことがあるというだけである」ということです。言語化できずとも，実際には伝達されている事象そのものに向き合うことの必要性が主張されています。

神経生物学的研究の限界

ショア自身は神経生物学的研究の知見をもとに，調整理論を構築しているにもかかわらず，神経生物学的研究がいかに進歩したとしても，その限界があることを率直に語っています。

現在，神経生物学的観点から精神療法に関する研究は，発達途上の脳の構造と機能の関係を観察および記録できるさまざまな最先端の神経画像技術の進歩によって促進されていることは確かである。しかし，現在の**生体**画像研究技術には大きな制限がある。なぜなら時間分解能が限られているため，脳機能のリアルタイムの力動を捉えることができないからである。このことは，たとえ将来のテクノロジーの進歩があったとしてもそれで十分ではない。

（『精神療法という技芸の科学』p. 5）

　いかに脳画像研究技術が進歩したとしても，心 - 体コミュニケーションという時々刻々と変化していく事象である「脳機能のリアルタイムの力動」を捉えること[注1]はできないという限界性があるということです。そこに精神療法の実践を通してしか摑み取ることができないものがあるゆえ，ショアは神経生物学的研究のみでなく，精神療法の実践で得た確かな体験を大切にし，常に両者の理論の整合性を検証しようとしています。

　「感情」と「関係」に焦点を当てた調整理論とそれに基づく感情調整療法を提唱しているショアですが，以上述べてきたように，「感情」と「関係」を扱うことの難しさについても率直に問題点を提示しながら，自説を展開していることに筆者（小林）はとても好感を持ちます。

アラン・ショアの著書の構成と特徴

　臨床と研究の両面から「情動」という事象に接近するために，ショアは以下のような方法をとりました。

　……臨床家 - 科学者としての私の意図は，最新の関連する研究結果について精神療法家に情報を提供し，科学者に臨床実践におけるごく最近の進歩について情報を提供することに向けられている。その目標に向けて，身体に基盤を持つ情動現象の中心性についての合意を示すために，また，身体に基盤を持つ感情現象に対処し，主観的情動領域を表現する共通言語を生成するために，心を研究している臨床家と脳を研究している神経科学者の現在の声を頻

注1）この問題は「リアリティ」と「アクチュアリティ」の違いと深く関係している。【コラム4】（p. 58）を参照せよ。

繁に逐語的に引用する装置を使い続けている。

(『精神療法という技芸の科学』p. 19)

　身体に基盤を持つ「情動」という事象は神経生物学的観点無くして解明することは不可能です。そのため，心理学的研究と神経生物学的研究の双方に従事する研究者が，互いに「主観的情動領域を表現する共通言語を生成する」ことが求められます。そこでショアが心がけたのが，「心を研究している臨床家と脳を研究している神経科学者の現在の声を頻繁に逐語的に引用する装置を使い続ける」ことでした。そうすることによって，双方の共通言語が生まれることを目指したのです。多領域の研究の知見を，丁寧に逐語的に引用しているのはそうしたショアの明確な意図があります。よって，筆者は，可能な限りそうしたショアの意に添えるように，ショアの著書の引用では，引用されている文献を忠実に取り上げた上で，文献欄に「ショアの著書引用箇所の文献」リストを作成しています。

アラン・ショアは何を解明しようとしたか

　先述したように，ショアのこれまでの仕事全体を把握する上で，どうしても手始めに処女作『感情調整と自己の起源』を取り上げなければなりません。ショア自身が後に「本書はその後のすべての著作の要であり，基礎となっている」と再三にわたって述べているからです。その序文でショアは本書の目的を論じています。ショアのねらいが端的に述べられていますので，その一部を紹介します。

　　本書の目的は，発達研究の中でも急速に収束しつつある二つの潮流を統合することにある。すなわち，社会情動機能の発達に影響を及ぼす重要な双方向的経験に関する心理学的研究と，これらの同じ機能を調整するようになる出生後に成熟していく脳構造の個体発生に関する神経生物学的研究である。情動発達の神経生物学に関するこの研究の根底には**3つの基本仮説**が存在し，それはすなわち，人間の感情と動機づけという切実な問題は**脳の構造と機能の関係においてのみ理解する**ことができること，これらが発展する基本的条

件は，**養育者と乳児の相互作用という文脈で生じる**こと，人間の発達精神生物学の原理を理解することは，その後のすべての社会感情現象の動的メカニズムの解明の前提条件かつ強力な推進力となるということである。

　本書は，幼少期の事象が自己の発達にどのように，そしてなぜ永続的に影響を及ぼすのかという基本的な問題を扱っている。乳児研究と神経生物学の最新の知見をもとに，その核心となる仮説が提案されている。それは，**乳児と初期の人間社会環境との感情的相互作用**が，将来のすべての社会情動的機能を制御する脳構造の生後の成熟に直接かつ不可分に影響を及ぼすというものである。この原則は，**自己調整の構造と機能の経験依存的な発達**という，発達科学の様々な分野からの学際的なエヴィデンスによって裏づけられている。さらに，このようなシステムの構造的特徴と動的機能特性は，社会的，情動的，動機的，自己調整過程に関与する主要な大脳皮質である眼窩前頭皮質[注2]によって媒介されることが確認されている。この大脳皮質は，大脳皮質の前下表層面と内部に隠されていて，特に**右半球**で発達している。この大脳皮質は，皮質下系と相互作用しているため，大脳辺縁系の頂点に位置する。この前頭前野構造の成熟のための**臨界期**はアタッチメントと精神分析の双方の研究者によって広く研究されている時間間隔[注3]と正確に重なっている。養育者の影響を受けたこの皮質辺縁系構造の発達を理解することは，感情処理および内的状態の調整における初期の成熟途上の右半球のユニークな役割を明らかにするものである。

　本書で引用されている研究は，単なる文献のレビューにとどまらず，実験データ，理論的概念，臨床観察などの学際的な情報源として用いられており，現代の神経科学に基づいた社会情動的発達に関する包括的な自己発見的[注4]モデルの基礎と足場を形成している。この精神神経生物学的モデルを用いて，さまざまな情動関連現象の近因に関する多くの自己発見的仮説を生成している。このモデルの要となるのが，**自己調整の発達**という原理である。階層的に組織化された**皮質－皮質下系**の創発的特性は，情動，認知，行動を支える様々な内的状態間の移行を調整する能力である。分子レベルから社会レベルに至るまで，生命体の適応調整過程に共通する現在の焦点は，表面上はバラ

注2）【付録2】（pp. 157-160）を参照せよ。

注3）生後10カ月頃から1年半の期間で，マーラーのいう「練習期」を指す。

注4）heuristic：実験や試行錯誤などの自学自習を通して自らが生み出す発見的思考を意味する。

バラに見える知識群を整理し，発達の「隠された」メカニズムの多くを明らかにする，この中心的な連結概念が持つユニークな説明力を浮き彫りにしている。本書を執筆した私の意図は，**情動の調整と調整不全**をより深く理解することで，人間のアタッチメントを支える原動力から**精神障碍や心身症**の最も近い原因，さらには自己の起源に至るまで，感情に起因する多くの現象に深い洞察を与えることができることを示すことにある。

(『感情調整と自己の起源』pp. xxx-xxxi)

　20世紀終わりという『感情調整と自己の起源』が出版された年（1994）は，その直後に始まる「脳の10年」の前であるにもかかわず，ショアは，昨今の人間の初期発達に関する心理学的研究と神経生物学的研究を渉猟しつつ，①乳児の社会性と感情の発達は，主たる養育者との情動を介したコミュニケーションに強く影響されること，②乳児の脳の発達は臨界期を経て段階的に起こること，③その成熟過程は環境（とりわけ主たる養育者との情動を介したコミュニケーション）の影響を受け，その経験の質に左右されること，④その発達過程を理解するには，神経生物学的構造と機能，とりわけ発達精神生物学の原理を理解することが不可欠であることを明らかにしようとしました。その先にショアが目指したのは，生後2年という初期発達における人間の脳の構造と心の機能が生涯発達にどのような影響を及ぼすかを解明するという高みでした。

2．アラン・ショアという人物紹介

　まずはアラン・N・ショアのホームページ allanschore.com から彼の履歴を拾い出しながら紹介することにしましょう。なお，Wikipedia 英語版によれば，彼は1943年2月20日生まれで，本年（2024年）2月で81歳になったようです。

　1960年，ロチェスター大学心理学部に入学し，1964年に卒業。1965年，ピッツバーグ大学大学院に入学し臨床心理学を専攻，2年後に「課題の性質と難易度の関数としてのセットの消滅」で修士号を取得，その3年後に「認

知課題における様々な認知セットの効果」で博士号を取得しています。その間，米国公衆衛生局研究員に所属。1966-1968年，ピッツバーグ児童相談所，1967-1969年，臨床児童心理学研修生として勤務。1969-1970年，ラファイエット・クリニックにて，臨床心理学および臨床神経心理学の研修生，かつ米国公衆衛生局フェローシップとして勤務。翌1971年からカリフォルニア州ロサンゼルスで個人精神療法家として開業し，現在に至っています。同時に，1970-1980年，南カリフォルニア・カイザー・パーマネンテ・メディカル・グループ精神科部門の主任心理士を勤めていますが，1970年からは上級神経心理士になっています。

　以上の履歴からわかるように，最初，ショアは総合病院の精神科部門で一臨床心理士として働いていましたが，その後自宅オフィスで臨床の開業をし，今日まで継続しています。このように在野の一臨床家として出発しながらも，パーソナリティ障碍患者を中心とする精神療法の実践を蓄積する中で，次第に面接過程において患者-治療者関係で起こる現象そのものに深い関心を抱くようになっていきました。パーソナリティ障碍患者の面接を行って行く中で，彼らの精神病理発生メカニズムを探っていくと，自ずと初期の体験の質が大きく関係していることがわかってきました。それはアタッチメント形成にまつわる問題でした。そうして，試行錯誤を繰り返す中で，治療関係でどのような変化が起こることによって，患者の病態が改善していくのか，その原理を解明したいという願望を強く持つに至ったのです。そこでショアは「関係」と「情動」という独自の視点から面接過程を見つめていきました。さらに治療原理を明らかにするには，単に心理的次元のみではなく，同時に脳，さらには身体の次元をも視野に入れる必要があると考えたのです。

　以上のように関心が広がる中で，次第に彼の研究は「人間の乳児期の初期環境がその後の発達と精神病理発生にいかなる影響を及ぼすか」というテーマに収斂していきました。さらに彼の関心は拡大と深化を続け，ついには「生命体の始まりは，生涯を通じて，生体の内部および外部の機能のあらゆる側面の舞台となる」こと，そして「生物学的および心理学的構造の進化をプログラム化する遺伝子システムは，乳児の段階において非常に高い確率で

活性化し続け，この過程は生後の環境に大きく影響される」が，そこで「重要なのは初期環境において最も重要な対象である主たる養育者と交わした初期の交互作用」であるとの確信に至り，「科学の主要な目的の1つは初期発達を理解することである」との広大なテーマを掲げることになったのです。

　一開業臨床家であったショアがなぜこれほどまでに遠大な研究を手がけることができたのでしょうか。71歳の時，彼はある講演[注5]で自分のこれまでを回顧して，当時の思いを織り交ぜながら語っています。その内容を参照しながら紹介していきましょう。

　臨床家を目指していたショアは父親（ジョージ・ショア）の影響を強く受け，研究者の道を志すようになりました。彼に大きな影響を及ぼしたのは，大学を卒業後大学院に入る前の1年間父親と一緒に仕事をする機会を得たことでした。そこでショアは父親の仕事ぶりに強い感動を覚えました。その父は「化学技術者であり，応用科学者であり，さらには金属仕上げと水質汚染の国際的な専門家であり，銅と金の電気めっき処理に関する多数の特許を持ち」，ショアは父がさまざまな専門分野の知識を駆使しながら異なる部門の専門家にも自由自在にわかりやすく説明する姿を目の当たりにしました。その才にいたく感銘を受けたことが，のちのち自身のアイデンティティを「臨床家‐科学者」と称することに繋がっていきます。臨床家でありつつ，同時に科学者であることが彼の大きな夢となったのです。

　ショアは30歳代後半に途方もない大きな決断を下しました。それまで勤務していた病院を辞め，開業の仕事も週5日から3日に減らし，10年間一人で研究生活を始めることを家族に宣言したのです。ただそのやり方は実に彼独特の他の誰にも真似のできないようなものでした。自宅近くにあったカリフォルニア大学ノースリッジ校の図書館に毎週通い，心理学，精神医学の分野はもちろんのこと，生物学，化学，物理学などの各部門にある専門雑誌を渉猟することに着手したのです。その間，幼い二人の子どもとの家族の生計はソーシャルワーカーである妻（ジュディ・アラン）にバトンタッチしてもら

注5)『右脳精神療法』第9章 回顧と展望「われわれの専門性と個人的旅路」──2014年UCLA会議 基調講演「感情調整と自己治癒」──（pp. 278-291）を参照せよ。

いました。こうして10年間彼は大学で収集した論文コピーをすべて自宅兼研究室に持ち帰って読み漁りながら、同時に臨床実践として、自宅オフィスでの重症のパーソナリティ障碍患者の治療面接を続けていきました。こうして研究と臨床の間を往復しながら、「精神療法の核心に横たわる関係過程に焦点を当てるようになった」のです。

先に述べたように、この間、ショアの研究が目指したのは、人間に関するすべての学問領域に通底する根源的なテーマでした。こうして、ショアは研究者として10年間を費やすことになるのですが、そこで「分野間の境界と、表面上は無関係な現象に見えてもその下にさまざまな共通点を探る」ことに意を注ぎ、次第に異分野の科学を横断する組織化の原理と理論的概念化に成功する確信をもつようになっていきます。それが、化学、物理学、生物学の核心に横たわる調整構造の発見でした。

ショアの研究は、単に心理学や精神医学といった専門領域に収まることなく、その関連領域、さらには科学の基礎ともいえる学問領域をも含む広大な領域を守備範囲としています。彼は「さまざまな科学的原理を記述するのみでなく、統合する理論的モデルを創造したい」との果てしなき野望を持っていました。そこで「心理学、精神医学、生物学、化学など各々の接触点を図式化する」ことを通して、人間の初期発達と情動が共通の要因であることが判明するであろうと彼は予測するようになっていったのです。

こうして10年間の単独研究生活に終止符を打ち、まずは一つの論文「初期の超自我発達：練習期における恥の出現と自己愛的感情調整」（のちに『感情調整と自己の修復』第5章に収載）をまとめ投稿し、紆余曲折を経ながらも無事ある雑誌に受理されました。つぎに満を持して、掲載誌を携えて、これまでの成果を1冊の書にすべく精神分析関連の出版社に企画書を送り、出版にこぎつけたのです。処女作『感情調整と自己の起源——情動発達の神経生物学』（1994）の誕生でした。当時ショアは50歳を過ぎて間もない頃でした。

『感情調整と自己の起源』というタイトルは、チャールズ・ダーウィン Charles Darwin の『種の起源』を意図的に模倣し、進化のメカニズムに言及することを意図したものですが、このタイトルには、自己調整システムの

発達の初期段階に関するフロイト Freud の独創的なアイデアも反映されています。なぜなら，ショアが提唱する「人間の乳児期の組織化の原理となる生体の自己調整能力の発達」の多くが無意識のうちに生起しており，本書では意識だけでなく無意識の心の初期の個体発生についても探求しているからです。最も基本的なレベルでのショアの目的は，「ダーウィンとフロイトを統合する」ことにあったのです。この目標に向けて最も直接的に知的影響を受けたのは，英国の児童精神科医ジョン・ボウルビィ John Bowlby の研究でした。ボウルビィのアタッチメント理論はダーウィンとフロイトを統合しようと試みたものですが，彼は1990年代半ばに始まった『脳の10年』を迎えんとした1990年に亡くなっています。ショアはボウルビィの意思を継いで，本格的な脳の幕開けの「脳の10年」直前に本書を世に問うことを思い立ったということになります。これは決して偶然ではなく，ショアとしては万難を排して本書を書き進めたに違いありません。ショアが「アメリカのボウルビィ」[注6] と称されているのも頷ける話です。

　この処女作『感情調整と自己の起源』は総頁数708の中で文献欄が165頁を占めています。このことからも分かるように，ショアの研究の守備範囲は膨大な領域にわたっています。そこでショアが心血を注いだのは，「諸領域間で重複する境界内で共有される本質的構造と，表面上は無関係な現象に見えるもののもとにある共通性」を見出すことでした。そして「エネルギー調整の構造が生物学，化学，物理学の核心にあること」を発見したとき，「あらゆる包括的な発達モデルや臨床モデルは，その組織化の原理に集中している可能性があることに気づいた」のです。やがて，ショアのすべての仕事において「調整理論，発達の包括的モデル，精神病理発生[注7]，暗黙的自己の治療」

注6）ボウルビィの代表的な書である『母子関係の理論 Attachment and Loss』三部作第2版の第1巻『愛着行動 Attachment』（1982）ではショアがまえがきを述べていることからもそのことが窺われる。ちなみに，第2巻『分離不安 Separation』ではスティーヴン・ミッチェル Stephen Mitchel が，『対象喪失 Loss』ではダニエル・スターン Daniel Stern がまえがきを述べている。

注7）psychopathogenesis：『右脳精神療法』では「精神病理的成因」と訳しているが，ここでは「精神病理発生」と訳し直した。

14

が中心的なテーマになっていきました。さらにその後のすべての著作において「アタッチメントの神経生物学的調整モデルと同様に，発達神経精神分析，すなわち無意識の心の初期発達の研究」がテーマの中核をなしていきました。その意味からも本書は，ショアのその後のすべての著作の要であり，基礎となっています。その後に続くすべての著書は，調整理論の中心となる考え方を提示した本書を敷衍したものということができます。

　本書を皮切りに，9年後の2003年に『感情調整不全と自己の障碍』と『感情調整と自己の修復』の姉妹本を同時に出版しています。ショアは以上の3冊を「感情調整」三部作と称していますが，ここにショアの調整理論と自己組織化の原理，さらには神経精神分析，発達精神分析，関係精神分析，発達精神病理，臨床精神医学などに関する彼の独自の理論が集約されています。

　その後，『精神療法という技芸の科学』(2012) でショアは自ら考える精神療法について，最新の神経生物学的知見と統合しながら，具体的に展開していきます。そして，最新の姉妹本『右脳精神療法（小林隆児訳，邦訳名：右脳精神療法——情動関係がもたらすアタッチメントの再確立．岩崎学術出版社，2022)』(2019) と『無意識の心の発達（筒井亮太・細澤仁訳，邦訳名：無意識の発達——精神療法，アタッチメント，神経科学の融合．日本評論社，2023)』(2019) へと繋がっていきます。

　最後に，ショアという人物を窺い知ることのできるエピソードを1つ紹介しましょう。世界でも数少ないアラン・ショアの仕事を紹介した本があります。原書は独語版[注8]ですが，その英訳本エヴァ・ラス Eva Rass（編集）『アラン・ショア読本 The Allan Schore Reader: Setting the Course of Development』(Routledge, 2018) です。そこにリチャード・ボウルビィ卿 Sir Richard Bowlby（John Bowlby の息子）による序文が掲載されています。その中で彼が次のように述べています。

　私がアラン・ショアと初めて会ったのは，1998年7月16日のことでした。

注8) Allan Schore: Schaltstellen der Entwicklung: Eine Einführung in die Theorie der Affektregulation mit seinen zentralen Texten by Klett-Cotta, 2012.

次の週末にタヴィストック・クリニックで会議があり，私は講演者（ショア）
とその奥さんをヒースロー空港まで迎えに行き，ハムステッドの近くのわが
家に数日泊めてあげるように頼まれていました。それ以来，アランとジュデ
ィ（アランの妻）は大切な友人となりました。空港からの帰りの車の中で，
唯一思い出せる会話は，「あなたはどんな人ですか？」と聞いたときでした。
彼の返事は示唆に富んでいました。「不思議なもので，個人的に意味のあるも
のを読むと，たとえ科学であっても，それを読んだところだけでなく，関連
する情報とどう繋がっているかを正確に記憶することができるんです。そし
て，私はたくさん本を読みます。」

(p. ix)

　ショアの学際性と統合性を生んだ並々ならぬ才覚を窺い知ることのできる
貴重な話です。

3．アラン・ショアの全著書の概要

　ショアがこれまでに出版した6冊の著書各々の出版の意図と主なテーマと
概要について簡単に解説します。

1）『感情調整と自己の起源——情動発達の神経生物学 Affect Regulation and the Origin of the Self: The Neurobiology of Emotional Development』(Lawrence Erlbaum Associates, 1994)

　本書が出版された1994年は，1990年代半ばに始まった「脳の10年」の直前
にあたります。その点からしても本書の「心理学と生物学，科学と臨床を統
合することができる可能性」の提示は，遙かに時代を先取りしたものだった
といえましょう。

　本書でショアは「初期の情動発達の包括的な精神神経生物学的モデル」を
初めて提供し，そこで発達初期に出現する「心理学的機能だけでなく，生物
学的構造の発達上の変化，特に乳児期を通じて進化する初期という臨界期に
ついて」詳細に説明しています。このモデルの特徴は「認知的発達から情動

的および社会的発達に重点を移行した」ことです。また「社会的および情動的経験がゲノムとどのようにエピジェネティック[注9]に相互作用するかを具体的に説明した最初のモデルであり，素質と環境という，概念的に解決できない問題と思われていたものの解決に向かって動き出す」契機となった点でも非常に重要な役割を果たしています。その意味から，本書は多くの研究者のみならず臨床家にも「パラダイム・シフトを起こす」ほどのインパクトを与え，「革命的で」あったと言っても過言ではないでしょう。

「情動問題」，とりわけ「情動発達と生存機能」に焦点を当てる中で「発達心理学と生物学の統合」が試みられ，「非言語性右脳とその独特の機能の詳細な特徴を提供」し，「人間の乳児期の組織化の原理は生体の自己調整能力の発達である」ことが提唱されています。

本書は対人関係神経生物学の原理を最初に明確化したものであり，人間の発達に関する生物・心理・社会的視点から，脳と心の構造と機能が経験，とりわけ情動的関係を含む経験によってどのように形成されるかを理解することを可能にするという画期的な内容を持つものです。

2）『感情調整不全と自己の障碍 Affect Dysregulation and the Disorders of the Self』（W. W. Norton & Company, 2003）

本書では，生後1年目から2年目にかけての感情調整の発達の根底にある構造と機能の関係を明らかにしようと試みています。主たる養育者と乳児の間で行われる年齢相応の陽性および陰性の感情の交互作用が，調整機能，恒常性機能，アタッチメント機能を仲介する前頭前野の特定の皮質辺縁系が生後に成熟するための成長促進環境としてどのように作用するかを説明しています。次に，双方向的な感情体験の欠如や，様々な種類の外的感情調整の失敗が，この同じシステムの発達を阻害する環境であることを示すエヴィデンスを提示しています。このように，眼窩前頭葉皮質の成長の臨界期に生じるさまざまな種類の調整不全のストレスは，不安定型アタッチメントの源流と

注9）epigenetic：後成的。素質としての遺伝情報が生誕後の（養育）環境との相互作用を通して変容していくことを意味する。epigenesis 後成説。

して作用することを明らかにするとともに，最後に，このような事象は，精神障碍の病態生理の根底にある調整の失敗に関与する皮質辺縁系回路を永続的に変化させることにより，脆弱な個体にとって将来の精神病理を引き起こす素因となることを示唆しています。

3）『感情調整と自己の修復 Affect Regulation and the Repair of the Self』（W. W. Norton & Company, 2003）

先の『感情調整不全と自己の障碍』と『感情調整と自己の修復』は2003年に同時出版された姉妹本で，処女作『感情調整と自己の起源』の続編として書かれたものです。これら3冊を併せて，感情調整と自己の組織化との間の重要な関係について論じた「感情調整」三部作とショア自ら称しています。この2冊でショアは，多くの基礎科学と臨床科学における新しい知見を読者に提供するだけでなく，『感情調整と自己の起源』から9年の間に拡張した調整理論について包括的な視点を提供しています。

この姉妹本のうち『感情調整不全と自己の障碍』では，調整理論の応用を発達感情神経科学と発達神経精神医学に敷衍していますが，本書『感情調整と自己の修復』では，発達志向性を持つ精神療法と発達神経精神分析の分野でさらなる解説を加えています。

4）『精神療法という技芸の科学 The Science of the Art of Psychotherapy』（W. W. Norton & Company, 2012）

ショアの全著書6冊の中で，彼の考える精神療法（感情調整療法）の機序について詳細に論じていて，臨床家にとって最も興味深い内容です。その中心となるのが感情調整であり，その鍵を握るのが右脳の特性であることを，左脳と対比しながら分かりやすく論述しています。

5）『右脳精神療法 Right Brain Psychotherapy』（W. W. Norton & Company, 2019）（小林隆児訳『右脳精神療法──情動関係がもたらすアタッチメントの再確立』（岩崎学術出版社，2022）

　前著『精神療法という技芸の科学』で調整理論の基づく感情調整療法の全貌を論じていますが，本書では，その呼び名を右脳精神療法と改め，特に「退行」に焦点を当てながら長期にわたる精神療法の核心を論じています。そこで何より強調しているのは，生誕直後に乳児と養育者間でアタッチメントの絆が深まる際に，乳児に生まれる最初の社会的情動，つまりは「依存」を体験することの重要性です。これまで米国ではなにより「自立」にばかり焦点が当てられ，「依存」は蔑ろにされてきたのですが，真正面から「依存」に光を当てたものだということがいえましょう。

6）『無意識の心の発達 The Development of the Unconscious Mind』（W. W. Norton & Company, 2019）（筒井亮太・細澤仁訳『無意識の発達──精神療法，アタッチメント，神経科学の融合』（日本評論社，2023）

　これまでの著書を通して，ショアは対人関係神経生物学の原理を明確化してきましたが，本書は脳と心の構造と機能が経験，とりわけ情動的関係を含む経験によってどのように形成されるか，そして脳が社会的相互作用において神経活動をどのように調整するかを理解しようとするものです。その中で，ショアは右脳優位の発達段階である乳児期の脳の成長スパートの臨界期における社会情動的発達に特に光を当てています。それは脳の可塑性が高まる時期に治療的介入を行うことが大切であり，妊娠最終トリメスター[注10]から出生後２年目までの脳の成長期に集中的に介入することで，その短期的および

───────────────

注10) trimester：語源はラテン語 trimestris（３カ月の）。妊娠期間を３つの等分された期間に分けた１つの期間を指す。つまり，妊娠全体を通じて以下の３つのトリメスターに分けられている。第１（妊娠初期，通常は妊娠の最初の13週間），第２（妊娠中期，通常は妊娠の14週目から26週目まで），第３トリメスター（妊娠後期，通常は妊娠の27週目から出産まで）。

長期的な効果を最大化することができるからです。そして彼の今現在の最大の関心事は，この時期に発現するとされてきた自閉スペクトラム障碍に対する早期診断と早期介入にあることが述べられています。

　以上，ショアの仕事の全貌を俯瞰するための基本的な視点を中心に取り上げてきましたが，いよいよこれからショアの仕事の内容に入っていきたいと思います。ショア自身が「人間の初期発達を理解することは，科学の基本的な目的の一つ」であり，「この時期（初期発達）の体験を通して獲得された（あるいは，されなかった）脳の構造と心の機能は，生涯発達を通して，その雛形として働き続ける」と述べていることから，まずはショアが初期発達をどのように捉えているのかを見ていくことにしましょう。

■**第1章の要点**
　ショアの研究の最大の特徴は，人間の初期発達に関する心理学的研究と神経生物学的研究を統合したところにありますが，そこには次の4本の柱があります。

① 乳児の社会性と感情の発達は，主たる養育者との情動を介したコミュニケーションに強く影響されること
② 乳児の脳の発達は臨界期を経て段階的に起こること
③ その成熟過程は環境（とりわけ主たる養育者との情動を介したコミュニケーション）の影響を受け，その経験の質に左右されること
④ その発達過程を理解するには，神経生物学的構造と機能，とりわけ発達精神生物学の原理を理解することが不可欠であること

　以上を踏まえながら生後2年という初期発達における人間の脳の構造と心の機能が生涯発達にどのような影響を及ぼすかを，精神療法（感情調整療法）の実践を通して解明しようと試みているものです。

第2章　初期発達と脳の成熟過程

　ショアは処女作『感情調整と自己の起源』で，感情処理の初期発達とその根底にある脳構造に関する理解における最近の進歩を論じる中で，最も大きな影響を与えた精神分析家の仕事として，マーガレット・マーラーMargaret Mahler の乳幼児観察研究と，ウィリアム・R・D・フェアバーンWilliam R. D. Fairbairn に始まるイギリスの精神分析家の流れによって生まれた対象関係論，さらにはハインツ・コフート Heinz Kohut の先駆的な研究によって生み出された自己心理学を挙げています。とりわけ初期発達理論として重要な視点を提供したマーラーを高く評価しています。

　マーラー（Mahler, Pine, & Bergman, 1975）は，乳幼児[注1]を対象とした観察的・臨床的研究によって，厳密な発達精神分析的研究を始めた最も重要な人物ですが，その仕事は社会情動的発達がどのような連続した段階として現れるかを明確にしています。具体的には，出生後最も早い「自閉」段階に「共生」段階が続き，それはとても重要な「分離 - 個体化」段階に取って代わられます。「分離 - 個体化」段階は，高揚した気分を特徴とする「練習

注1）infants and toddlers：通常 infant は「乳幼児」，infancy は「乳幼児期」と訳されることが多いが，infant がラテン語 infantem（＝unable to speak）を語源とすることからわかるように，もともとは「言葉を話せない子ども」を意味している。ショアが重視している初期発達は右脳の成熟過程が中心を占め，その後の言語機能の発達を支える左脳の成熟過程と明確に区分して論じている。そこでショアは生後2年間を infancy（乳児期）と規定し，この期間の脳の構造的変化に従い，early infancy（乳児期前期）と late infancy（乳児期後期）の二つに分けて論じている。本書ではそれに準じて，生後2年間を infancy（乳児期）とし，その期間の子どもを infant（乳児）と訳した。なお，生後1年が経過すると，歩行が可能となることからショアは toddler（よちよち歩きの子ども）も用いている。文脈に従って，時に「乳児」あるいは「よちよち歩きの子ども」と訳し分け，双方併せた infant and toddler は「乳幼児期」と訳している。

22

期」(ショアはこの練習期を前期と後期に分けて考える必要性を強く主張していますが、その根拠は後述します)と、憂鬱で恐ろしい気分を特徴とする「再接近期」という二つの下位相から構成されています。「分離 - 個体化」段階は生後 1 年目の後半から 2 年目の終わりまでに相当し、この時期に、「乳児の心理的誕生」が起こります。

マーラーの研究の一部、特に「自閉」段階については賛否両論ありますが、乳児期の10カ月から14カ月という限定された時期に生じる、非常に高いレベルの肯定的快楽感情の個体発生的適応に関する彼女の緻密な記述は、精神分析的か否かに関わらず、乳児研究者によって裏づけられています(たとえばEmde, 1989; Sroufe, 1979)。この時期はピアジェの感覚運動期の第 5 段階[注2]と同じ時期であり、乳児は自己を表象する能力を獲得します。また、ボウルビィのアタッチメント・パターンが測定される間隔とも正確に一致しています。さらに、社会的・感情的行動に不可欠な大脳構造である(右)前頭前野の経験依存的成熟の 1 年目と 2 年目の臨界期と重なっています(de Bruin, 1990)(『感情調整と自己の起源』p. 23)。

精神生物学的観点から見ていくと、この時期は、自律的な情動機能、とりわけ情動の自己調整に寄与する神経生物学的構造が出現することでショアはとても重視しています。

一般的に、「分離 - 個体化」段階(5 カ月〜36カ月)は、正常な「自閉」(1〜2 カ月)と「共生」(3〜4 カ月)という未分化な時期を経た後、次第に自他分化の徴候が顕在化し「心理的誕生」を迎えて後、母親という安心基地から外界に関心を向け探索に熱中する「分化」期(5 カ月〜8 カ月)から「練習」期(9 カ月〜14カ月)の段階を経て、心理的苦闘に満ちた「再接近」期(15カ月〜24カ月)、そして分立した「個」が安定して他者との「関係」を営める「個体化」期(24カ月〜36カ月)に至ると考えられてきました(斎藤、

注2) ピアジェは知的発達を 4 段階に分け、0 歳から 2 歳までの最初の時期を感覚運動期と名付けたが、この時期はさらに 6 段階に分けられている。そのうち第 5 段階(12〜18カ月)は「第 3 次循環反応の段階」と呼ばれ、手段を変化させその結果の違いをみるという能動的実験により新たな手段を発見することができる(芳賀、1995, p. 117)。

2002, pp. 414-415)。これに対して，ショアは「分化」期（5カ月〜8カ月）に
あたる時期を「共生」期に含めることで，母子共生融合段階の重要性を強調
しています。

ショアは調整理論の立場から共生期にはつぎのような重要な事象が起こる
と述べています。

1．共生期（生後4〜9カ月）

生後1年間で乳児と養育者との間で交わされる視覚を介した交流体験は，
乳児の社会情動的発達において以下のような重要な役割を果たしていること
が述べられています。

情動を表出する母親の顔は，乳児の環境において最も強力な視覚刺激であり，
子どもは母親の顔，特に目に強い関心を示すことで，母親の顔を空間的に追
跡し，相互に強い視線を交わすようになる。そして，乳児の視線は確実に母
親の視線を呼び起こし，この二者間システムは相補的な相互影響を伝達する
有効な対人経路を形成する。この相互の視線作用は最も濃密な対人コミュニ
ケーションの形であり，この感情的コミュニケーションに入るために，母親
は子どもの表立った行動というよりも，子どもの内的状態を反映するように
精神生物学的に調律される必要がある。母親は最初子どもの安静な状態に調
律し共鳴するが，その状態が動的に活性化（あるいは不活性化・過活性化）
されると，子どもの陽性感情を維持するために，感情刺激の強さや時間を臨
機応変に微調律していく。このように瞬間瞬間の感情方向の一致の結果，両
者の関与の度合いと表出される陽性感情は共に増加する。母親は社会的関与
が強い時には自分の活動レベルを乳児に調律し，関与が弱い時には乳児を静
かに回復させればさせるほど，二人の相互作用はより一層同期するようにな
る。このようにして，二人の関わり合いのあるときもないときもテンポが合
うようになる。このように，養育者は，乳児の実際の統合能力に合わせて刺
激の様式，量，変動，タイミングを調整することによって，乳児の情報処理
を促進する。したがって，顔による映し返しは，継続的な調整によって組織
化された相互作用を示し，相互に調律された相互作用の発達は，乳児の継続

24

　的な感情発達の基盤となる。

（『感情調整不全と自己の障碍』pp. 7-9）

　この時期の母子間の感情的コミュニケーションは，養育者が乳児の内的
（情動や覚醒の）状態に合わせて自らの情動を調律することで成立していま
す。こうした事象は養育者も意識が及ばないところで起こっていますので，
養育者の情動が乳児に合わせて「精神生物学的に調律される」ことになりま
すが，この事象は一方向的でなく，双方向的かつ相補的で相互に影響を及ぼ
し合っているというところに特徴があります。乳児の時々刻々と変化する情
動状態に合わせた養育者の情動調律によって，両者の関与の度合いと表出さ
れる陽性感情は共に増大の一途を辿るようになります。調律は単に乳児の陽
性感情に対するものではなく，乳児の活動レベルが高いときはもちろんのこ
と，活動レベルが低く養育者に関心を向けることが少ないときには静かに回
復するのを待つことによって，二者間交流はますます（情動が）同期するよ
うになります。この過程で養育者が乳児に対して行う映し返しは，「継続的
な調整によって組織化された相互作用を示し，相互に調律された相互作用の
発達は，乳児の継続的な感情発達の基盤」となっていきます。

　この時期にはさらにつぎのような事象が起こっていることをショアは追記し
ています。それは，二者関係において際立った特徴のない感情と低覚醒の状
態から，陽性感情が高まり，調整された高覚醒の状態に共に移行するという
事象です。このようにして覚醒の相互調整システムが作り出されるといいます。

　　ビービー Beebe とラックマン Lachmann（1988）によれば，母親と乳児が
　　互いの時間的・感情的パターンを一致させると，それぞれが相手と同様の内
　　的精神生理学的状態を再現する[注3]という。このように，共鳴と映し返しによ
　　る二者間視線交互作用は，精神生物学的に調律された感情を生成する合併状
　　態を引き起こし，両者の加速度的で報酬的，陽性快楽的内的状態の表出が一

注3）二者間の双方の右脳が同期することがエヴィデンスとして示されている（『右脳精神
　　療法』第1章 精神療法の対人関係神経生物学的パラダイムにおける神経科学の最近の
　　進歩の意味，pp. 6-7）。

致する。子どもは「相互報酬システム」に入るように動機づけられている。
（『感情調整不全と自己の障碍』pp. 7-9）

　ここでいう「共鳴と映し返しによる二者間視線交互作用が，精神生物学的に調律された感情を生成する合併状態」は，後の共感に繋がる重要な二者間の精神生物学的事象です。

　さらに注目したいのは，養育者は乳児の「情動的」あるいは「生物学的」鏡として機能していることです。映し返しという事象のことですが，ショアが強調しているのは，ここで養育者は単に乳児の内的状態の鏡としてのみでなく，乳児の内的状態（特に陽性感情）を増幅する機能を果たしていることです。ここに「両パートナーを相互に肯定する正の増幅回路」（Wright, 1991, p. 12）が生成されるといいます。それは，養育者が乳児の「生き生きとした表情」を映し返すことによって，乳児の陽性感情を増幅することを意味します。こうして乳児の状態は変化し，スターン（1985）のいう生気感情[注4]が生み出されます。

　以上，この時期の双方向的情動伝達メカニズムは，精神生物学的に調律された母親によって外的に調整されており，その発達はそこに母親と子どもが関与する能力に依存していることがわかります。フォーゲル Fogel（1982）は，「最初の1年間の主要な課題は，より高いレベルの覚醒に対する感情耐性の進化であり，これは乳児の高い刺激状態に対する母親の調整によって促進されるという発達原理を強調」しています。

　ショアは，共生期を最初の1年目の第2四半期（4カ月～6カ月）から第3四半期（7カ月～9カ月）としていますが，この時期に二者間で生まれる共生的「合併」体験は，「前言語的な感情的絆の形成，すなわち乳児とアタッチメントの対象との絆の生成のための坩堝として機能する」といいます。

注4）vitality affects：これまで筆者は一貫して「力動感」と訳してきたが，本書ではショアの調整理論が「感情」を中心に据えていることから，「生気感情」と訳している。詳細については第3章（pp. 48-55）を参照せよ。

アタッチメントの根底にありその動機づけとなるのは,「興味‐興奮」「楽しみ‐喜び」という快楽状態を双方向的に生成し,最適なレベルに維持することであり,それが二者関係のアタッチメント力動の中心的役割を果たしているということです。

神経生物学的機能の面では,この共生期において,母親と乳児の生命維持のための内分泌系,自律神経系,中枢神経系が相互作用によって上位組織で連結され,相互調整されています(Hofer, 1990)。

つまり,この二者間の共生状態は,乳児の「開かれた」未熟な発達途上の内部の恒常性システムを,養育者のより成熟し分化した神経系が生理学的に媒介することで調整されるということです。ここで特に重要なこととして,この共生状態の主要な機能は,快楽状態,すなわち高いレベルの陽性感情を特徴とする状態の生成にあります。

以上のことから,生後1年目の第2四半期(生後4カ月～6カ月)と第3四半期(生後7カ月から9カ月)に発達の「共生」期を仮定したマーラーの初期の研究(Mahler, Pine, & Bergman, 1975)をショアは支持しています(『感情調整不全と自己の障碍』p. 11)。

神経生物学的観点から

この時期,神経生物学的には次のような構造的変化が起きているとショアは述べています。

> 主たる養育者は,生まれた瞬間から,乳児の精神生物学的状態,特に進行中の状態の中断や状態間の移行を調整する上で不可欠な役割を担っている。乳児の器官系(特に中枢神経系と末梢神経系)は乳児期に成熟し続けるため,乳児の体液バランスの調整や体温調整といった基本的過程,すなわち最終的に自律調整される生命維持機能には,養育者の関与が不可欠である。しかし,生後1年目の第2四半期(生後4カ月～6カ月)になると,大脳皮質の後頭葉の髄鞘化が進み,母の感情的反応を乳児に伝える特殊な視覚情報が,乳児と母親の内的状態に同期して変化させることができるようになる。
>
> (『感情調整不全と自己の障碍』p. 7)

この時期の「乳児の体液バランスの調整や体温調整といった基本的過程」は養育者の関与によって初めて進展していきますが，最終的にはこうした生命維持機能は自律調整されるようになります。

２．練習期（生後10カ月〜18カ月）

生後１年目の共生期の後，「練習期」という下位相が第４四半期（10〜12カ月）に始まり，２年目16〜18カ月まで続きます。ショアは，この「練習期」を１年目の終わりの練習期前期と２年目の半ばに及ぶ練習期後期に分けて考えています。

ここで特記すべきことは，「アタッチメント理論の研究の中心的な焦点である再会行動は，分離時点での子どもの抗議行動以上に，アタッチメントの質を示す重要な指標である」として，分離後の再会を重視していることです。

練習期は，運動行動の急激な変化，すなわち，１年目終わりに直立姿勢と運動能力を獲得し，子どもが最初の自立した一歩を踏み出すことに始まります。この能力により，乳児は母親から離れ，母親以外の物理的環境を探索し始めますが，これは自律性の発達における基本的事象です。このとき，子どもは母親から比較的情動的に自立し，自己愛的な快楽に没頭していることがよく観察されますが，何らかのストレスとなる環境に遭遇したとき，母親に受容してもらい，再び新たに母親とともにいることの必要性に気づきます。ここでの再会によって，乳児は母親から「情動を補給して」もらうことになります。この「情動補給」は乳児の社会情動的発達において極めて重要なもので，それによって初めて好奇心が膨らみ，再び新たな世界の探索行動に駆り立てられることになります。つまりアタッチメントの質を示す指標として重要なのは，分離によって生まれる不安よりも，その後の再会によって乳児がどのように反応するかであるとショアは述べているのです（『感情調整不全と自己の障碍』p.7）。

さらに練習期を前期と後期に分けて詳しくみていくことにしましょう。

1）練習期前期

　練習期は10〜12カ月から16〜18カ月で，乳児期の前期と後期にまたがっています。この時期は直立運動の劇的な出現とともに始まりますが，そのユニークな感情的特徴から，社会情動的発達におけるこの時期の重要な役割が明らかです。この時期に始まる視覚‐情動的コミュニケーションは，乳児の興味‐興奮，楽しみ‐喜びを効率的かつ迅速に増幅させますが，それは社会的参照交互作用と呼ばれているものです。この二者関係メカニズムは，練習期前期の乳児に極めて高いレベルの肯定的な快楽調の遊び行動を発生させます。その結果，乳児は心理的に，誇大感と全能感という段階特異的な自己愛状態を経験することになります（『感情調整と自己の起源』p. 98）。

　このように練習期前期の課題は，乳児が高いレベルの陽性感情を経験することです。それゆえ，乳児がストレスの強い環境に遭遇し，心細くなり，不安が高まり，副交感神経系優位な状態に移行した際に，速やかにもとの交感神経系優位な快楽的状態に戻ることがとても大切になります。もし，これが不十分であるならば，誇大感と全能感というこの段階特異的な自己愛状態を経験することができなくなり，後に述べる恥の体験のみが肥大化していくことになります。そうならないために，養育者は乳児の情動状態に合わせて調律しながら映し返しを介して，乳児の情動を調整する役割を果たすことが求められます。

神経生物学的観点から

　この時期に起こる神経生物学的変化は以下のように説明されています。先の誇大感と全能感という段階特異的な自己愛状態は，腹側被蓋ドーパミン作動性辺縁系回路の中皮質成分の過剰活性化によって生じる交感神経系過剰覚醒[注5]によって，精神生物学的に支えられていますが，このような段階特異的変化が生じるためには，先の共生期における視覚・情動的な融合体験が不

注5）『右脳精神療法』ではhyperarousal 過覚醒，hypoarousal 低覚醒としたが，本書ではhigh-arousal 高覚醒，low-arousal 低覚醒，hyperarousal 過剰覚醒，hypoarousal 過少覚醒，と訳し分けている。

可欠です。乳児が真に行動的，社会的に力動的な生体となる練習期は，主たる養育者に対する永続的なアタッチメントの絆を形成するための臨界期でもあります（『感情調整と自己の起源』p. 98）。

最初の1年間における陽性感情の発達

生後1年間での乳児の感情の変化を見ると，4カ月児で見せた「Tomkinsのいう喜び enjoyment（喜びの高揚 elation of delight）」が9カ月児では「Tomkinsのいう高揚感 joy（より高度な高揚感 high intensity elation）」へと陽性感情に発達的変化が起こるといいます（Termine & Izard, 1988）。ここで注目したいのは，情動は快楽的な次元に加えて，強度や覚醒の次元を持つと考えられている（Russell, 1980）ことです。高揚感や興奮といった高い覚醒度の強い陽性感情状態は，養育者と乳児の二者関係が先行する段階，つまり共生段階をうまく乗り越えた場合にのみ，分離 - 個体化期の練習期前期に発達的に出現することが示唆されています。

ショアは共生期から練習期前期にかけての高覚醒の陽性感情に対する耐性を力説していますが，それは，陽性感情がもたらす誇大感と全能感が自己感の感情核[注6]となるという考えからです。過剰なほどの陽性感情が養育者と双方的に調整されることによって，高覚醒や陽性感情に対する耐性が生まれます。このようにして自らの覚醒や感情が調整されていくという体験が後に自分で自分の感情を調整することができるという自己調整能力へと繋がっていくからです。このように，最初の1年間の主要な発達課題は，高い覚醒度に対する感情耐性を高めることであるということもできるのです（Fogel, 1982）。それを可能にするのは，乳児の高い刺激状態に対する母親の初期の感受性と調節です（『感情調整と自己の起源』p. 89-90）。

繰り返しになりますが，この時期特に重要なことは，乳児の陽性感情がしっかりと体験されることです。快活な状態を十分に満足のいくほどに身をもって体験することの重要性です。「高揚感や興奮といった高い覚醒度の強い陽性感情状態は，養育者と乳児の二者関係が先行する段階をうまく乗り越え

注6）自己感の最も中核で機能しているのが感情であることを意味する。

た場合にのみ，分離 - 個体化期の練習期前期に発達的に出現する」ことから，マーラーは，「正常な共生期は10〜12カ月の練習期の好ましい開始の前提である」と主張しているのです。

自律神経系の交感神経成分の活性化

　生後 1 年を経過すると，歩行行動が可能になり，乳児からみた世界は劇的に変化していきます。乳児は好奇心に駆られて「興味 - 興奮と楽しみ - 喜びのレベルの高揚」はより一層激しいものになります。しかし，いまだ乳児は何一つ思うようにはできませんし，初めて遭遇する世界ばかりです。時に不安を誘発するような出来事に遭遇します。特に，「広い世界を探索するために母親から離れようとする最初の試し歩行である短い分離から戻ると，練習期の乳児はしばしば『トーン・ダウン』状態」になります。そこで調律された養育者は，こうした再会の際に，精神生物学的に調律された「覚醒の相互調整システム」を乳児と構築し，乳児の覚醒レベルを維持しようと行動することによって，「しおれ，疲労した乳児は，そのような接触後，短時間で『元気』になり，その後，すぐに探検を続け，再び自分の機能における快楽に没頭する」ようになります。

　ここでショアは動的システム理論を紹介しながら，この過程でのエネルギー伝達を以下のように解説しています。

　　　この覚醒増幅過程のエネルギー伝達において，エネルギー供給を補充しようとする乳児は，まず受容的副交感神経エネルギー保存モードで，表出的交感神経エネルギー消費モードにある母親と再接続する……。この過程は，バッシュ Basch（1976）の「母親と乳児の言語は，双方のパートナーの自律神経系，不随意神経系によって生成される信号で構成されている」という観察に示されている。……このような精神生物学的調律の結果は，「『互いに同調した中枢神経系の傾性』（Horner, 1985）の双方が参加し，双方が興奮状態，交感神経状態にある」という形で表現される。活力ある相互作用に関与した結果，母親は乳児の覚醒を増幅させ，以前は覚醒していなかった乳児は今や活力に満ちた状態になっている。このように，養育者は，覚醒のパターン，エネルギーレベル，認知処理，運動行動，特に情動の変化として現れる

状態移行を促進する（Putnam, 1992）。フィールド Field（1985）は，アタッチメントの基礎となる精神生物学的調律を，二者関係が「同じ波長にいる」という観点から定義している。これは，同様の脳，ひいては身体（内的）状態を指している可能性があり，単なる比喩ではないであろう。……練習期の特徴である高い覚醒度，活動レベルや心拍数の上昇，高揚感という陽性感情状態はすべて，自律神経系の交感神経成分の活性化の高まりと関連している。
（『感情調整と自己の起源』pp. 104-105）

　このような過程を通して「発達途上の生体系が自己組織化し，パターンと秩序を示す創発的機能構造を生み出す」ことになります。ここでショアは，アタッチメントの基礎となる情動エネルギーの伝達が，二者間の心／脳／体の精神生物学的調律によって行われているとして，それが精神生物学的事象だと主張しているのです。

　練習期の乳児が分離後の養育者との接触によって「元気」になり，すぐに探索を続けるようになる時，神経生物学的には「子どもは副交感神経系優位のエネルギー保存モードから，母親と同じ交感神経系優位のエネルギー消費モードへと移行」していると捉えることができます。

２）練習期後期
社会化手続きの開始と恥の出現

　練習期後期で乳児は，それまでの練習期前期とは大きく異なった体験を余儀なくされるようになります。前期では乳児の誇大感と全能感はいよいよ肥大化していきます。そして行動範囲が拡大するにつれ，好奇心がますますそそられる状況が増えていきます。こうした変化により，養育者にとってそれまでの乳児の関心に沿った対応中心の養育は，危険極まりないものになっていきます。そこで後期になると，養育者は乳児の「社会化の担い手へと大きく変化」していきます。すると「精神生物学的に調律された陽性感情を母親と共有し，興奮と喜びの陽性感情が二者間で増幅されると期待していたにもかかわらず，子どもは思いがけず，母親の嫌悪の表情に表される誤調律を経験する」ことになります。「この予期せぬ視覚感情的伝達の断絶は，突然の

ショックによる自己愛的感情の萎縮を誘発」し，それが恥 shame の体験となります。「恥による困惑という精神生物学的状態は，交感神経系優位の覚醒から副交感神経系優位の覚醒への急激な移行を意味」します。こうした状況が次第に先鋭化していくことが，この次の段階である「再接近期」へと繋がっていきます（『感情調整と自己の起源』p. 212）。

神経生物学的観点から

以上，練習期を前期と後期に分けて見てきましたが，この双方の時期によって，前頭前野では以下のような重要な成熟過程が進行していきます。

１年目の終わりにおける腹側被蓋辺縁系回路配線の成熟

まず生後１年目の終わりには眼窩前頭皮質成熟の臨界期が開始され，腹側被蓋回路配線が成熟していきます。この腹側被蓋回路配線によって，眼窩前頭前野は腹側被蓋辺縁系前脳‐中脳回路を階層的に支配するようになります。この回路は興奮性ドーパミン作動性で，この活性化によって乳児の高揚感が維持されることになります。

２年目における外側被蓋辺縁系回路の成熟

ついで２年目に入って恥を体験すると，先のエネルギーを消費する交感神経優位からエネルギーを保存する副交感神経優位への自律神経系活動の突然の移行が生じます。つまり過剰覚醒状態から過少覚醒状態への急速な移行がおこります。これは，副交感神経の保存‐撤退という低調な抑制状態への移行を意味し，無力で絶望的なストレス状況に置かれます。この状態では副腎皮質ホルモンがストレス応答で産生され，脳内のオピオイド（エンドルフィン）とコルチコトロピン放出因子が減少します。この変化は，先の興奮性のドーパミン作動性腹側被蓋辺縁系前脳‐中脳回路の活性化の減弱と抑制性のノルアドレナリン作動性外側被蓋辺縁系前脳‐中脳回路の活性化の増強を反映しています。

このように，発達途上にある子どもの社会情動的経験に左右される分節化過程は，練習期前期の，交感神経系，興奮性，腹側被蓋ドーパミン作動性入力，または練習期後期の，抑制性，副交感神経系，外側被蓋ノルアドレナリ

ン作動性入力のいずれかに重点を置くことになります。

　こうして外的社会情動的条件の変化に応じて，乳児は低覚醒と高覚醒の精神生物学的状態の間を移行するようになりますが，この移行する能力は，本質的に感情調整の適応能力を規定することになります。養育者は，成熟途上の子どもの眼窩前頭葉皮質における二つの辺縁系回路の分節化に影響を与え，それによって子どもの前頭葉辺縁系調整システムの恒常的な興奮 - 抑制（自律神経系）平衡に影響を与えるようになります。この二者関係の精神神経生物学的メカニズムは，子どものパーソナリティ形成に必要な気質の特徴を形作ることになるのです（『感情調整と自己の起源』p. 282）。

　以上のショアの解説の要点を纏めると以下のようになります。練習期の前期と後期では，神経生物学的に異なった中枢神経系の成熟過程が進行することになります。前期では，「興奮性のドーパミン作動性腹側被蓋辺縁系前脳 - 中脳回路の活性化が増強する」ことによって，陽性感情の高揚が生まれますが，後期では「抑制性のノルアドレナリン作動性外側被蓋辺縁系前脳 - 中脳回路の活性化が増強する」ことによって，先の高揚感や興奮は急速に減少し抑制されるようになります。対照的な機能を司る腹側被蓋辺縁系回路と外側被蓋辺縁系回路が練習期の前期と後期に成熟していくことによって，興奮と鎮静，陽性感情と陰性感情という，相反する状態変化に対して，状態移行が円滑に進むようになるには，調律された感性豊かな養育者の関与が不可欠です。その点からこの練習期の前期と後期の脳の成熟過程は極めて重要な意味を持ちます。情動調整の成否がのちの精神病理発生と深く関連していることがよくわかります。参考までに練習期の前期と後期で，神経生物学的にどのような差異があるのか，**表1**に纏めています。

表1　マーラーの発達段階の練習期下位相と神経生物学的構造の変化

マーラーの発達段階	年齢	自律神経系	神経伝達物質	皮質 - 辺縁系回路
練習期前期	9〜12カ月	交感神経系優位	ドーパミン	腹側被蓋辺縁系
練習期後期	13〜18カ月	副交感神経系優位	ノルアドレナリン	外側被蓋辺縁系

3．再接近期（生後19カ月〜24カ月）

　これまで練習期前期での陽性感情の高揚した期間，その後の練習期後期での陽性感情から陰性感情への急激な移行を体験することを見てきましたが，その過程で「子どもが恥の状態にどれくらいの期間，どれくらいの頻度で留まるか」という非常にデリケートな心理的課題が生まれます。それが練習期後期に続く再接近期の課題です。

　練習期後期から再接近期への移行期は「再接近危機 rapprochement crisis」を生むといわれますが，それはなぜなのでしょうか。それを理解するには練習期後期から再接近期に至る過程で乳児と養育者の内的変化を考慮する必要があります。練習期後期を通して，乳児は高覚醒の亢進のもと，高揚感と自己愛が高まることによって，ますます積極的に外界探索の旅に出かけることになります。乳児の行動が拡大するのを見た母親はどうしても制御しなければ，危なくて仕方ない。と同時に，わがままでやりたい放題のわが子に対する世間の目も手伝ってしつけをしなければいけないと痛切に思うようになります。こうして子どもの探索心が増大する一方で，母親は子どもの行動を制御しなければとの思いが強まりますので，両者は頻繁に衝突するようになります。こうした双方の思いが相互に影響を及ぼし合うことで，両者間の軋轢（アンビヴァレンス）が強まり，深刻になっていきます。それが「再接近危機」といわれるゆえんです。この危機を母子双方で乗り越えることが困難であれば，ショアが重視する強い「恥の体験」に繋がっていきます。そこで鍵を握るのが子どもの「恥」に対して再び情動調律によって元気を回復させる養育者の役割です。それが功を奏さない場合，「恥」の体験は情動調律機能不全をもたらし，後に多様な発達精神病理を生む素地となります。

神経生物学的観点から

　こうした重要な心理的課題を持つ練習期から再接近期への移行は，神経構造の成熟過程においても新たな段階への移行が認められます。具体的には，初期に成熟する右脳皮質から，後期に成熟する左脳皮質への成長の移行です。

眼窩前頭皮質の成熟から背外側前頭皮質の成熟への移行

先に述べたように，練習期の終わりには眼窩前頭皮質成熟の臨界期，つまり眼窩前頭前野の成長スパートは終了します。すると前頭前野のもう一つの主要な部門である背外側（前頭）皮質の成熟の臨界期が始まります。この移行期は，前期に成熟する右脳皮質から，後期に成熟する左半球への成長の移行を意味します（『感情調整と自己の起源』pp. 231-232）。

練習期の前期と後期の神経生物学的変化は拮抗的な働きを示すことによって，興奮と鎮静，陽性感情と陰性感情という，相反する状態変化が生じることになりますが，こうした状態移行が柔軟にできるようになることが，乳児の社会適応機能の成熟に繋がっていきます。このような重要な変化が練習期後期に起こります。ショアはこうした前期と後期の変化をわかりやすく**図1**（『感情調整不全と自己の障碍』p. 154）に示していますので，それを紹介しましょう。

この図1は右脳の二つの皮質 - 辺縁系回路を示していますが，右大脳皮質の神経生物学的成熟過程は，脳の尾側から吻側への時系列的（順次）発達を反映して，扁桃体（図中の1）に始まり，つぎに帯状回（図中の2），眼窩前頭部（図中の3）へと続きます。眼窩前頭部の臨界期は2つあり，まずは乳児期前期の練習期前期に腹側被蓋辺縁系回路配線が，ついで乳児期後期の練習期後期に外側被蓋辺縁系回路配線が成熟を遂げていきます。こうして辺縁系回路が一つから二つへと変化し，この前頭葉辺縁系皮質の最終的な成熟が決定されます。臨界期の終わりに，この構造的な再組織化が，より複雑な新しい機能を出現させる要因となります。それは腹側被蓋辺縁系回路（接近）と外側被蓋辺縁系回路（回避）が相補的影響を及ぼしながら，平衡を保つことを可能にし，対人的距離の取り方，つまり社会的適応能力を体得することに繋がっていくからです。

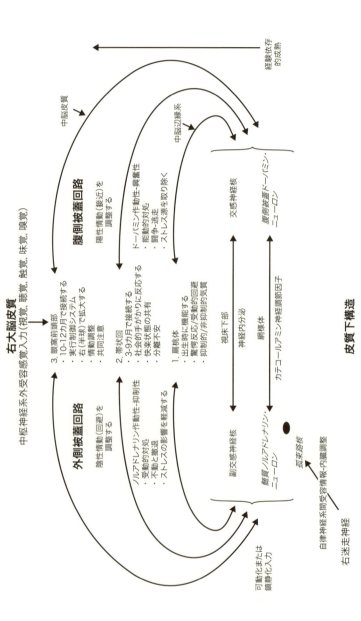

図1 右脳の二つの皮質・辺縁系回路
(『感情調整不全と自己の障碍』図6.2, p. 154。『感情調整と自己の修復』口絵の図 A-2)

第2章　初期発達と脳の成熟過程　*37*

■**第2章の要点**

　生後2年という初期発達にみられる脳の構造と心の機能には，マーラーの社会情動的発達段階に添って以下のような特徴があります。

① 共生期（4カ月～9カ月）：乳児は養育者との共生状態によって高レベルの陽性感情をしっかり体験することが極めて重要で，その結果，「乳児の体液バランスの調整や体温調整といった基本的過程」が進展することで生命維持機能は自律調整されるようになります。

② 練習期前期（10カ月～12カ月）：乳児は陽性感情の亢進によって誇大感と全能感というこの段階特有な自己愛状態を経験しますが，乳児の不安に対して養育者が乳児の情動状態と調律しながら映し返すことを介して，乳児の情動を調整する役割を果たすことが大切になります。この時期は腹側被蓋ドーパミン作動性辺縁系回路の中皮質成分の過剰活性化によって生じる交感神経系過剰覚醒に特徴付けられ，この過程で（右）眼窩前頭前野が成熟していきます。

③ 練習期後期（13カ月～18カ月）：乳児の自己愛状態は養育者の行動抑制によって期待が裏切られることで恥を体験します。この時の陰性感情が養育者によって再調整されるという過程を通して，眼窩前頭前野の再組織化が起こり，そこでは大脳辺縁系の興奮性と抑制性の二つの階層的機能メカニズムが関与します。こうして感情調整機能が成熟していきます。

④ 再接近期（19カ月～24カ月）：練習期後期から再接近期への移行期は「再接近危機」といわれ，乳児の高揚感と養育者のしつけをめぐって軋轢（アンビヴァレンス）が強まり，恥の体験に繋がっていきます。恥の体験が情動調律機能不全をもたらし，後に多様な発達精神病理を生む素地となります。ここで乳児のアンビヴァレンスがうまく解消され，再接近が可能になることによって，この危機を乗り越えることができます。この過程で，先の腹側被蓋辺縁系回路配線に続いて，外側被蓋辺縁系回路配線が成熟を遂げていきます。こうして二つの回路によって自律神経系の平衡がうまく保たれるようになります。

> **コラム1** 情動，感情，感じたこと

　感情，情動はショアの調整理論の中核概念ですが，その類語として，ショアは emotion, affect, feeling などを用いています。全著書を通して，各々の相違点について明確に述べているわけではありません。ショアもよく引用しているダマシオ Dasmasio（1999）の見解をスターンが『生命力のかたち Forms of Vitality』で以下のように紹介しています。

　　用語について一言付け加えておこう。伝統的に，情動 emotions は，内省的に意識されるが，通常言語と結びつく前には**情動 emotions** または**感情 affects** と枠付けられ，通常，言語と結びついた時点で**感情 feelings** となる。この区別はダマシオ（1999）によるものである。　　　　　　　　　　　（pp. 42-43）

　ショアも同様の観点から，生物学的意味合いが強い場合に emotion，心理学的意味合いが強い場合に affect，より具体的な体験の場合に feeling を用いています。ちなみに『右脳精神療法』で筆者は，emotion を「情動」，affect, feeling をともに「感情」と訳していますが，本書では affect を「感情」，feeling については「感情」あるいは「感じたこと」と文脈によって訳語を使い分けています。

コラム2　大脳半球の成長周期——右半球と左半球との違い

　ショアが右脳の機能の重要性を強調するのには明確な根拠があります。それを示しているのが**コラム図1**です。この図は左半球と右半球の大脳新皮質組織化の周期の近似値を示したものです。下部の右半球が生誕直後から下方に大きく振れています。この前後を併せた期間が「臨界期」と呼ばれているものに該当します。さらに注目してほしいのは，右半球の組織化の周期が，その後も4歳前後，9歳前後と繰り返し出現していることです。これら右半球の臨界期には子どもの情動発達の再組織化が起こっています。よって，精神療法の際には情動と関係に焦点を当てた精神療法がとりわけ重要になることがわかります。なお，ショアによれば，この図に示されていない12歳以降も同様に生涯発達を通して右半球の臨界期が繰り返されるといいます。つまり，それだけ右半球は可塑性を持ち，精神療法の可能性を秘めているということが言えるのです。

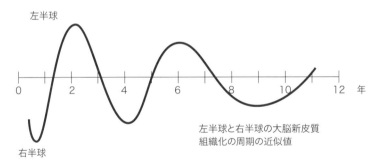

コラム図1　大脳半球の成長周期は小児期を通じて非対称に継続し，右半球の初期のスパートが示されている。（Trevarthen, 1996, Thatcher, 1994より転載）（『感情調整不全と自己の障碍』p. 74）

第3章　初期発達における無意識の心と
　　　　情動的コミュニケーション

1．原始的な心の働き──投影性同一化

　発達初期の生後2年間，とりわけ1年半において，乳児と養育者とのコミュニケーション世界は，情動を介した非言語的[注1]交流が中心であるため，当事者自身も事後的にしか気づくことのできないものです。この領域に真正面から長い間取り組んで来たのがフロイトの開発した精神分析という学問で，「無意識過程の科学」とも言われています。精神分析のこれまでの多くの貢献の中で，ショアが特に高く評価している研究者の一人がメラニー・クライン Melanie Klein です。対象関係論の柱となる人物として今でもわが国で盛んに取り上げられていますが，彼女の最大の貢献は，投影性同一化 projective identification[注2]という概念の提唱です。

　ショアは『感情調整と自己の修復』(2003) の第3章に「投影性同一化の精神神経生物学的モデルに関する臨床的意義」と題した投影性同一化に関する詳細な論考を記しています。そこでショアはクラインの業績を次のように紹介しています。

　　おそらく精神分析の他のどのパイオニアよりも，原始的な心の正式な理論的および臨床的探求を確立したのはメラニー・クラインであった。……彼女の臨床概念は，発達に障碍を持つ患者と心の原始的領域を取り扱うことについ

注1)【コラム3】(pp. 56-57) を参照せよ。
注2)『右脳精神療法』では「投影性同一視」と訳しているが，ここでは投影性同一化と訳を改めた。

て貴重な手がかりを提供してきた。これは，おそらく彼女の最も重要な発見である，臨床的には意味があるが理論的には謎めいた，投影性同一化過程に当てはまる。クライン（1946）は，投影性同一化を，ほとんど無意識の情報が送信者から受信者に投影される過程と定義した。ある人の無意識ともう一人の無意識との間のコミュニケーションというこの原始的過程は，発達初期に始まるが，それは一生続く。この現象は，子どもおよび成人の発達精神病理の治療の核心的焦点である無意識の原始的防衛機制にも関連している。

（『感情調整と自己の修復』p. 58）

否定的な関係と肯定的な関係における投影性同一化

　クラインの業績が偉大であったのは，「原始的な心」という人間の心の原型を探る際に，「無意識の原始的防衛機制」としての投影性同一化という心の働きを明らかにしたことです。

　当初，クラインは投影性同一化を「自己の不要な部分を重要な他者に投影し，その部分を他の部分と同一化すること」，つまり「ほとんど無意識の情報が送信者から受信者に投影される過程」という一方向的な心の働きとして定義していました。これは，自分にとって危険な「悪い」**否定的な**部分を制御する方法で他者に投影することを意味すると解釈されてきました。しかし，その後，クラインは子どもの母親との**肯定的な**関係における投影性同一化の役割についても語ったことから，この過程には自己の非常に価値のある部分を別の部分に投影することも含まれていると考えられるようになっていったのです（『感情調整と自己の修復』p. 64）。以上のような経過を通して，今日では，投影性同一化は病理的現象としてのみでなく，生涯発達において幅広く人間関係で重要な役割を果たしていると理解されるようになっています。

一方向的から双方向的へ

　その後の投影性同一化に関する研究の深化によって，現在では，一方向的で病理的な心の働きというより，それは「双方向的過程」で，「自己と対象の間の境界が失われる対人相互作用」，かつ「相互に相補的影響を受けるという文脈の中で情動的に伝達し合う二者関係の双方のメンバーが活動する相

補的過程である」と考えられるようになってきました。そして，投影性同一化という心の働きは，その後の生涯発達を通して感情的コミュニケーションにおいて重要な役割を果たしていると見なされるようになりました（『感情調整と自己の修復』p. 65）。

　以上から，投影性同一化という心理機制は，人間同士の関わり合いにおける原初の姿（もっとも原始的，つまりは最初のかたち）を表していると考えられます。

投影性同一化が働くのはどのような状況か

　ショアは「投影性同一化の二方向的過程は……患者と治療者によって共同構築される間主観的領域内の相互の感情的交互作用の非常に迅速な継起である」（『感情調整と自己の修復』p. 121）と明確に語っています。つまり，それは親密な二者関係における「間主観」の世界での感情的コミュニケーションであり，当事者も気づくことができないほどに素早く働いています。投影性同一化という視点は，無意識的，感情的コミュニケーションの世界を理解するための大きな手掛かりを与えてくれます。

　さらに重要なことは，「間主観」の世界での感情的コミュニケーションにおいて特に顕著に投影性同一化が働くのは，私たちの日常ではさほど経験しないような生物学的原始的情動が立ち上がった時で，それは「調整不全の無秩序で混沌とした」，「興奮，高揚，激怒，恐怖，嫌悪，恥，そして希望のないやるせなさ（絶望）」といった情動であることです（『感情調整と自己の修復』pp.73-74）。

投影性同一化が活発に働くのはどのような関係の場合か

　では投影性同一化という原始的な心の働きはいつどのような条件で活発になるのでしょうか。この種のコミュニケーションには独特な動作特性があり，特定の文脈で発生することが分かっています。誰との関係においてもいつも立ち上がるような心の働きではなく，母 - 子関係や患者 - 分析家関係などの親密なあるいは近しい関係で発生するといいます（『感情調整と自己の修復』

pp. 65-66)。

　以上から投影性同一化が肯定的な二者関係において立ち上がる場合には適応的投影性同一化，否定的な二者関係の場合は防衛的投影性同一化とショアは称しています。前者においては，分析家（あるいは母親）が患者（あるいは子ども）の同一の情動の一部を自分自身に取り込み，それを解毒して同化可能な形で返しますが，後者では，否定的な側面が非常に多いために投影性同一化が過剰に作動し，病理的な形で患者が治療者に，あるいは母親が子どもに返すということになります（『感情調整と自己の修復』p. 66）。

原始的防衛機制としての防衛的投影性同一化

　防衛的投影性同一化は「乳児の恒常性平衡を大幅に混乱させる非常にストレスの多い状態」つまりは「外傷性感情」が過度に高まった際に，その対処のために作動し，そこでは解離が重要な役割を果たしています。より具体的に述べると，外傷性感情（陰性感情）を他者に投影するとともに，自身の陰性感情を解離することで生き残りを図るということです。このような事象が発達初期に起こると，それは成熟過程にある脳に刷り込まれるため，状態state は特質 trait になり，原始的防衛機制として存続し，投影性同一化を盛んに活用している患者は，外傷性感情を解離することによって浄化し，自己愛的に他者と脆弱な関係を維持していくことになります（『感情調整と自己の修復』p. 62）。

　以上のような防衛的投影性同一化と解離が明確に現れるのは「不安定型アタッチメントの初期の双方向的な脱線に似た治療の文脈」，すなわち不安定型アタッチメントの親子，あるいは不安定型アタッチメントの歴史をもつ患者との治療関係です（『感情調整と自己の修復』p. 69）。このことについては次章で詳しく論じることになります。

神経生物学的観点から

防衛的投影性同一化

　解離が急速に開始される際には，それまで交感神経系がエネルギーを消費

第 3 章　初期発達における無意識の心と情動的コミュニケーション　*45*

し，感情を増幅する自律神経系過剰覚醒の活動状態から，副交感神経系がエネルギーを保存し，感情を弱める過剰抑制の永続的な受動状態への，突然の不連続な（本来の望ましい調整ではない）逆調整スイッチ counterregulatory switch が作動しますが，これは投影性同一化のメカニズムを表しています。ストレスを感じた子どもは，関係外傷によって誘発された圧倒されるような興奮に原始的な能力で対処するしかなく，脆弱な調整能力の限界に達して，激しい感情調整不全を経験し，悲惨な情動的コミュニケーションを投影することで即座に解離することを試みます。なぜなら，自律神経系過剰覚醒の状態は主観的に痛みとして経験されるためですが，このような戦略は精神的・身体的痛みが即座に抑制される精神生物学的メカニズムを表しています（『感情調整と自己の修復』p. 68）。

　防衛的投影性同一化においては，投影の瞬間に，患者の無秩序な右脳（断片化しつつある自己）が，迅速に加速し，激しく調整不全になった過剰活動の苦痛状態から，活動低下した解離状態に切り替わります。この「突然の不連続な逆調整スイッチ」によって，交感神経系過剰覚醒から副交感神経系過少覚醒に急激に切り替わることが，自己の断片化をもたらします（『感情調整と自己の修復』p. 75）。

発達的投影性同一化

　発達的投影性同一化の基本理念は，乳児が自己の一部または全体を「母親の体に」投影することです。乳児の内的状態を調整したり自分が調整されたりするために乳児と同調する共感的母親のように，臨床家の身体は，精神生物学的調律と無意識の感情の伝達の受容のための主要な道具であるということができます。このことから，臨床家は患者の非言語的で感情的な身体反応に調律されていなければなりません（『感情調整と自己の修復』pp. 80-81）。

投影性同一化は心 - 身のコミュニケーションである

　ショアの研究の最大の目的は心理学的事象と神経生物学的現象との統合にあります。よって「感情は精神生物学的現象であり，自己は身体に基づいているため，投影性同一化は言語的ではなく，心 - 身のコミュニケーションを表す」という視点から捉えられているのですが，実際，感情と自律神経系は

連動していますので，投影性同一化という「母と子の言語は，双方の自律神経系，不随意神経系によって生成される信号で構成されている」ということができます。この自律神経系によって生み出される内部刺激は「心の生理的最深部」で生じる刺激ですから，この内部刺激が乳児 - 養育者，あるいは患者 - 治療者関係において無意識的，感情的コミュニケーションの基盤を構成しているといえます。したがって，「治療者の自律神経系の交感神経系および副交感神経系の構成要素である『心の生理的最深部』の瞬間瞬間の動的変化を前意識的にモニターすることによって」患者の無意識を治療者は体感を通して摑み取ることができるようになります。つまり，乳児と同調する共感的な母親や，患者と調律する臨床家は，心の最も深いところで，自律神経系の反応をモニターすることで「心 - 体」を相手に調律しているのです。このことは，自分の内面の「心 - 体」で起こる変化をモニターし，内省することが臨床家にとって非常に重要だということを意味し，それは治療における転移 - 逆転移コミュニケーションにおいて重要なポイントとなりますので，後に詳述することになります（pp. 109-114）（『感情調整と自己の修復』pp. 81-82）。

投影性同一化は患者 - 治療者間の右皮質下対右皮質下コミュニケーションである

投影性同一化は「心の生理的最深部」で生じる刺激を介した無意識的コミュニケーションであり，神経生物学的には（患者の）右皮質下対（治療者の）右皮質下コミュニケーションということができます。これは深い無意識的コミュニケーションを意味しますが，浅い無意識ともいえる前意識は右皮質が司っており，右皮質下と右皮質は個別のサブシステムとして機能しています。ショアは，患者のこの深い無意識的コミュニケーションである投影性同一化を受け取るためには，治療者が皮質 - 皮質下（眼窩前頭前皮質辺縁系）の配線の接続，つまり前意識と深い無意識との接続を一時的に「オフライン」にする必要があるといいます（『精神療法という技芸の科学』pp. 175-176）。投影性同一化が活性化されるのは右皮質下のサブシステムであることから，右皮質と右皮質下のサブシステムの接続を一時的に断つことによって，この「患者 - 治療者間の右皮質下対右皮質下の身体に基盤を持つ大脳辺縁系 - 自律神

経系コミュニケーション」が治療的交流を生むというのです。

　では「眼窩前頭前皮質辺縁系を一時的にオフラインにする」とは実際にはどのようなことを指しているのでしょうか。この点についてショアは具体的な言及を行っていません。筆者には，前意識での気づきを意識化しないように心がけながら，自らの身体で体感することに身を委ねるということではないかと推測されるのです。

　この深い無意識的コミュニケーションにおいて中心的に機能しているのは扁桃体です。初期の発達途上の右扁桃体は，アタッチメント外傷によって激しい恐怖 - 驚愕の状態が刷り込まれます。これは，投影性同一化だけでなく，病理的解離の防衛的対処戦略も生み出すことになります。

　したがって，この右扁桃体皮質下システムは，解離された感情が間主観的文脈において活性化すると，無意識のうちに動員され，「煙感知器」のように機能します。この「煙感知器」が引き金となって患者の脳の「恐怖システム」が活性化されることになりますが，このとき臨床家においても同様の反応が引き起こされます。

　以上を纏めると，二者間の防衛的投影性同一化によるコミュニケーションは，右皮質対右皮質コミュニケーションではなく，右皮質下対右皮質下の身体に基盤を持つ大脳辺縁系 - 自律神経系コミュニケーションを表しているということができます。面接の中で，患者の深い無意識と治療者の深い無意識の間のコミュニケーションであるこのシステムは，防衛的投影性同一化の無意識の受容，解離した感情の感知，自律神経系状態の同期，および相互増幅を可能にします。それによって，治療者は患者の深い無意識の圧倒されるような感情を感知しやすくなるのです（『精神療法という技芸の科学』pp. 175-176）。

2．情動的コミュニケーションの世界

　以上からわかるように，投影性同一化は原始的情動が蠢く二者関係における情動的コミュニケーションの世界で起こる事象を意味します。ここでは情

48

動的コミュニケーションは通常の言語的コミュニケーションといかに異なる
のか，様々な観点から考えてみることにしましょう。最初に取り上げたいの
はスターンの発達心理学における鍵概念の1つである生気感情[注3]です。

1）生気感情

スターンは代表的な著書である『乳児の対人世界（理論編）』（1989, pp.
64-73）で，人間の体験の特性として，無様相知覚，相貌的知覚を取り上げ
た後に，第3の特性として，生気感情 vitality affects を挙げて以下のように
述べています。

> ……生気感情とは何か。人間の体験のある形に対して，なぜ新しい用語をつ
> け加える必要があるのであろうか。それは，感じるという体験の特性の多く
> が，感情に関して現在使われている語彙や分類にあてはまらないからである。
> こうしたとらえにくい独特な特性は，力学的，動的用語で表す方が相応しい。
> たとえば，「波のように押し寄せる」，「あせてゆく」，「移ろいやすい」，「爆発
> 的な」，「次第に強まる」，「次第に弱まる」，「溢れんばかりの」，「情感をそそ
> る」などである。このような体験の特性は，乳児が何よりも確実に知覚する
> もので，日々，あるいは一瞬一瞬にとってとても重要なものである。動機づ
> けの状態，食欲，緊張などの変化により引き出されるのがこうした感じる体
> 験である。……（筆者による改訳）
>
> （スターン著『乳児の対人世界（理論編）』p. 65）

生気感情は「生命力 vitality に由来したいろいろな感じ」で，「力学的，
動的用語で表す方が相応しい」体験だといいますが，どことなく歯切れの悪
い説明です。この生気感情は，筆者がこれまで原初的知覚，未分化な知覚な
どと称してきたものに該当します。つまりは先述した無意識的コミュニケー
ション世界の体験はこの生気感情を初めとする原初的知覚によって体感され

注3）vitality affects：従来「生気情動」と訳される（小此木啓吾・丸田俊彦監訳，神庭靖
　　子・神庭重信訳：乳児の対人世界 理論編／臨床編．岩崎学術出版社，1989/1991）こと
　　が多いが，筆者はこれまで「力動感」と訳してきた。ただし，本書では affect 感情と
　　emotion 情動の差異を明確にするために「生気感情」と訳している。

るということです。

スターン自身は生気感情の性質とその重要性について，彼の最後の著書である『生命力のかたち Forms of Vitality』の中でおよそ次のように主張しています。「生命力のかたち forms of vitality（この著書では生気感情をこのような用語に置き換えています）は体も心も共に動くように働き，当事者もそれをせいぜいかすかにしか気づくことはできず，意識化することも困難である。その大半は事後的にしか気づくことができない性質の現象である。これが機能しなくなると，世界の興味の大半は失われ，人間関係においても，芸術の世界においてもなんら感動や好奇心をもたらさないものへと変質していくほどに，人間の生命活動においてもっとも基本に流れているものである。生命力のかたちが失われると，アナログ的なものからデジタル的なものへと変質していくようなものである」と（『生命力のかたち』p. 17）。

生気感情は，今現在の時々刻々と変化する様を基底から支えているもので，生きている実感そのものを指し，アナログ的な性質を有しているということから，言葉によって掬い取ることはできず，言葉の背後に蠢いている生命力と言ってもよいものです。

精神療法において，生気感情は患者の心理を理解する上で最も重要なもので，患者が「何を語ったか」，「なぜそう語ったか」にではなく，「いかに語ったか」に留意せよとスターンは幾度となく警告しています。患者の語りがどのように行われたか，そこに患者の思い（情動）が反映されているからです。生命力のかたちがどのように表現されるのかといえば，その多くは副詞や形容詞で示されます。その具体例として，スターンは「爆発的な」，「波打つような」，「加速度的な」など，多くの例を列挙していますが，筆者が具体的に挙げるとすれば「棘のある言い方」などがとても分かりやすい例といえましょう。

私たち人間の五感にみられる知覚特性として，遠位覚である視覚，聴覚が高度に分化し，近位覚である味覚，嗅覚，触覚は退化していることはよく知られ，通常のコミュニケーション様式は高度に分化した視聴覚によって支えられています。それに比して，乳児や言葉によるコミュニケーションが困難

な発達障碍の子どもたちは，情動や身体を通したコミュニケーションに強く依存しています。そのような状態にあっては，未分化な知覚様態である原初的知覚，すなわち生気感情が大切な役割を果たしているのです。

生気感情はどのようにして生起するのか

生後 1 年間の乳児と養育者による主に視線を介した感情的コミュニケーションにおいて，「養育者は，乳児の実際の統合能力に合わせて刺激の様式，量，変動，タイミングを調整することによって，乳児の情報処理を促進」しますが，そこでの「共鳴と映し返しによる二者間視線交互作用は，精神生物学的に調律された感情を生成する融合状態を引き起こし，そこで両者の加速度的で報酬的，陽性快楽的内的状態の表出が一致する」ようになります。こうして母親との交流は，乳児の生き生きとした情動の高まりが生まれる結果として生気感情が生み出される（『感情調整不全と自己の障碍』p. 8）とショアは述べています。ここで注目したいのは「同期した視線の中で，二者関係は，中立的な感情と低覚醒の状態から，陽性感情の高まりと，調整された高覚醒の状態へと共に移行する，覚醒の相互調整システムを作り出す」という点です。つまり乳児と養育者の二者間システムによって調整された高覚醒状態が生み出されるということです。ここに覚醒と生気感情は不可分な関係にあることが窺われます。

生気感情からカテゴリー感情へ

先に述べたように，無意識的コミュニケーションは，右皮質と右皮質下という二つのサブシステムに階層化されていますが，「この垂直方向に組織化された（大脳辺縁系の階層）システムが個体発生的に成熟していくと，感情はより複雑になっていきます。具体的には……発達初期に出現する，感情の形と輪郭で表出される低レベルの『生気感情』と呼ぶものの表出から，後に出現する，個別の，内容に関連した感情で表現される高レベルの『カテゴリー感情』へと移行して」いきます。つまり「身体感覚として経験される初期の形態から，個別の主観的状態として経験される，より複雑なその後の形態へ」と感情は進化していきます（『感情調整と自己の修復』pp. 234-235）。

ここで取り上げた「感情の形と輪郭で表出される低レベルの『生気感情』

第3章　初期発達における無意識の心と情動的コミュニケーション　*51*

と呼ぶもの」という記述は，多様な内部と外部からの刺激のゲシュタルトを捉えるという生気感情の大切な特性をよく表しています。生気感情は原始的なもので，感情とはいえ未分化で漠としたものです。その後，次第に社会情動的発達を通して意識化されることによって，私たちが日常的に体験する，喜怒哀楽といった具体的な感情，すなわち「カテゴリー感情」へと分化していきます。脳の組織化が階層構造をなしていて，それを通して無意識的体験が次第に意識化されるようになっていくということがわかります。

神経生物学的観点から

生気感情を生み出す神経生物学的構造——スターンの見解

　スターンは，生気感情の神経学的基盤について以下のような推論を述べています（『生命力のかたち』pp. 57-72）。

　神経科学のこれまでの知見を振り返ると，生気感情の生成過程についての解明はほとんど進んでいないとしながらも，脳幹網様体賦活系と扁桃体を中心とした脳幹の機能にスターンは着目しています。大脳皮質感覚野に入力された知覚情報が脳幹網様体賦活系を介して扁桃体へと到達し，再び大脳皮質感覚野へと流れるというフィードバック回路が作られます。新奇刺激（たとえば，熊に遭遇した場合）により情動が強く動かされると扁桃体が激しく刺激され，この回路が活発に働くようになります。人間は新奇刺激を受けた際にまず情動を介した価値づけ（好奇心を刺激するものか，それとも恐怖を引き起こすものか，つまりは快か不快か）を行い，即，行動に移りますが，それはそうしなければ生命維持さえ困難だからです。このように反応速度は早いが粗雑な価値判断（情動的価値判断）を担っているのが扁桃体です。この価値判断に基づいて接近／回避，闘争／逃走の行動選択が行われます。この価値判断と対比されるのが，速度は遅いが緻密な大脳皮質の五感と理性を介した価値判断（理性的価値判断）です。新奇刺激に対してまず作動するのは情動による価値判断とそれに基づく行動選択であり，その後精緻な理性的判断が行われます。この点についてスターンは「よく知られた例として，森の中で野生の熊を見た場合」を挙げて説明しています。ここで重要なことは，「新

奇性の衝撃があり，次に回避行動があり，その後に初めて熊を見たという認識がある」ということです。この事象について「視覚野は，脳幹に向かう途中で脳に入った刺激を（『本当に』見ることなく）『見た』[注4]のである。それは，覚醒系に次の行動を知らせるのに十分な程度に認識されたに過ぎない。刺激は脳を通過したが，ある意味，心を迂回した。意識に入ることはなかった。覚醒系が大脳皮質に信号を送り返した後，初めて熊を現象的に見ることができたのである」と説明しています。分かりやすく言えば，扁桃体による情動的価値判断によって本能的で迅速な生存反応としての「闘争 - 逃走反応」が起こり，その後に理性的価値判断によって実際「熊」であることを認識するということです。

2）生気感情と相貌的知覚

　ここで考えてみたいのは，生気感情が果たして感情の一種として単純に片付けられるものかどうかという問題です。本節の冒頭で，スターンは生気感情がそのように理解されがちであることに辟易して，"forms of vitality"という用語に変更したことを述べましたが，この点を考える上で非常に参考になるのがハインツ・ウェルナー Heinz Werner の唱える相貌的知覚 physiognomic perception という概念です。先にも述べたように，スターン（1989）も相貌的知覚についてほんの少しは言及していますが，その意義についてはほとんど論じていません。ここでは生気感情との関連からその概念を検討してみます。

相貌的知覚

　私たちは通常，心的事象を知覚，運動，情動といった様相に分けて論じて，かつそれらが本来独立したものであるかのように考える傾向にあります。しかし，乳児では知覚と純粋感情，観念と行動などの二項間が未分化で，原始的体制が支配的な心的生活の中にいることをウェルナーは『発達心理学

注4）ここで「見た」と述べているのは，分かりやすく言えば相貌的知覚によって知覚されたということである。次項「生気感情と相貌的知覚」を参照せよ。

第3章　初期発達における無意識の心と情動的コミュニケーション　53

入門』[注5]で明らかにしました。そして彼はこのような現象は乳児のみならず，古代人や脳損傷患者らの知覚様相にも共通して認められることを示しました。そして，幼児や古代人のように，主体と対象が運動 - 情動的反応によって媒介され，強く一体化されている場合には，物の把握の仕方は，静的ではなくむしろ力動的となるというのです。このような力動化によって，彼らに知覚された物は「生きている」ように見え，実際には生命のないものでさえ，ある内的な生命力を顕わにしているようにみえてくるといいます。そこでウェルナーはこのような知覚現象を「相貌的知覚」と称しているのです。

　ここで注目してほしいのは，相貌的知覚は知覚の一種として単純に捉えることはできないということです。この種の知覚は原始的心的機能で未分化な状態であることから，知覚，運動，情動といった様相に分けて論じることはできず，主体と対象が運動 - 情動的反応によって媒介され，強く一体化されている場合には，物の把握の仕方は，静的ではなくむしろ力動的となるところに最大の特徴があります。つまり，知覚，運動，情動は未分化であるため，分節して捉えることのできない，グローバルで統合的な心的事象だということです。

　このように相貌的知覚は五感とは異なった独特な性質を持つ知覚様態で，生命を持たない対象でもまるで生き物であるかのように感じ取るという特徴を持ちます。私たちも非日常的な体験ではこのような知覚体験を持ちます。たとえば，仲間と山にハイキングに出かけ，自分だけ道に迷い夜を迎えたとしましょう。明かりひとつない闇夜でひとり心細い状態になれば，風で草木が揺れる音を聞いただけで恐ろしいものに出くわしたかのように全身が凍りついてしまいます。いつ何時何が自分を襲ってくるか分からない恐怖に苛まれ，戦々恐々とします。臨戦態勢のような状況に置かれたならば，誰しもこのような知覚体験を持つものです。少し時が経って落ち着きを取り戻すと，

───────────────

注5) 最初はドイツ語版 Einführung in die Entwicklungspsychologie. 1. Aufl. 1926, 2. Aufl. Auf.1933. で出版され，アメリカに亡命後に英語版が出版されている。Werner, H. (1948). Comparative psychology of mental development. International New York: University Press. 鯨岡峻・浜田寿美男訳 (1976). 発達心理学入門. 東京：ミネルヴァ書房.

それは草木が揺れただけだということに気づくことができます。このように一切頼れるもののない事態（強い不安に圧倒されたような場合）に置かれたならば誰においても活発に働くものがこうした原始的な知覚様態で，周囲が恐ろしい形相で迫ってくるものに思えるのです。このような一連の精神過程は，まさに「幽霊の正体見たり枯れ尾花[注6]」の体験世界[注7]だということができましょう。

生気感情と相貌的知覚

では生気感情と相貌的知覚はどのような関係にあるのでしょうか。前者は感情 affect，後者は知覚 perception の一種とされ，あたかも両者はまったく異なった性質のもので，異次元なものと理解されがちですが，ともに未分化で原初的な精神生物学的機能を指しています。このような明確に分けられない（だからこそ未分化であるというのですが）原初的（原始的）機能は，〈知覚‐運動‐情動〉と表現するしかなく，それゆえ，スターンが生気感情の言わんとするところが容易には理解されないと終生嘆いていたのは，ある意味至極当然であったと言って良いでしょう。

このように生気感情は単なる感情 affects ではなく，そうした感情が生体（当事者としての主体）にどのような体験として気づかれるか，つまりはどのような体験として知覚されているのかを考えることが大切です。

生気感情と相貌的知覚は，両者とも未分化で原始的事象であるという点で，原始的心的機能を脳／心／体を一体として捉えるショアの考え方と共通した視点を有していることがわかります。

ではなぜショアはスターンを引用しているにもかかわらず，ウェルナーを積極的に取り上げていないのでしょうか。ウェルナーはユダヤ人で，もともとドイツで活躍していた発達心理学者であったのですが，ホロコーストの影

注6）（「尾花」はすすきのこと。）（幽霊だと思ったものの正体は枯れたすすきであったの意から）恐怖の心でものを見ると，なんでもない物までも恐ろしい物に見えてくるということのたとえ。（尾上兼英監修『成語林』（旺文社，1992, p. 1175)

注7）統合失調症の診断において重視されている妄想知覚という症状がなぜ起こるのか，極度な不安に襲われた際の相貌的知覚の働きを考慮すると，理解は容易になる。その点について筆者は過去に論文化したことがある（Kobayashi, 1998; Kobayashi, 1999)。

響でアメリカに亡命しました。しかし，当時「仮説‐演繹法や実験計画法に依拠する傾向の強かったアメリカの『科学的』心理学の風土には，ウェルナーのこの名著も根を下ろしにくかったようだ。1940年英語で書き改められて出版された『精神発達の比較心理学』には，ドイツ語の原著に多かったこみ入った思索の部分は極度に簡略化され，具体的事例や文献を多くするなど，アメリカの風土に適合させるための苦心がありありとうかがわれる」（園原太郎，『発達心理学入門』監修者まえがき，p.6）という事情があったといいます[注8]。私たち日本人にとってこの相貌的知覚は大変理解しやすいものですが，それは私たちが，森羅万象すべてに生命が宿っているという東洋思想にも馴染み深いからだろうと思います。

■第3章の要点

① 初期発達において，いまだ言葉の無い乳児の無意識の心を理解するためには，投影性同一化という原始的防衛機制の特徴を把握することが不可欠です。投影性同一化は二者間の深い無意識の情動的コミュニケーションにおいて活発に機能します。発達的投影性同一化は乳児と養育者の関係において，防衛的投影性同一化は難治性の患者‐治療者関係において見ることができます。

② 深い無意識のコミュニケーションは，患者‐治療者双方の右皮質下対右皮質下の身体に基盤を持つ大脳辺縁系‐自律神経系コミュミケーションを意味します。これは従来，転移‐逆転移コミュニケーションとして論じられてきたものです。

③ よって，治療者が患者の無意識を理解する上で，治療者が体験する内臓反応は貴重な手掛かりとなります。

④ 無意識的コミュニケーションの特徴を理解するためには，生気感情の他に相貌的知覚の特性の把握が不可欠です。

注8）筆者がこのことを強く実感したのは，自閉症の子どもの発達過程で認められた相貌的知覚と思われる現象を国際誌に投稿した時であった。受理されるまで幾度となく書き直されて大変苦労したのを思い出す（Kobayashi, 1996）。

コラム3　コミュニケーションの二重性

　通常われわれはコミュニケーションについて考える際，言語的 verbal と非言語的 non-verbal の分類に馴染んでいます。verb の語源はラテン語 verbum（＝word 言葉）であることからわかるように，「言葉を話すこと」を意味します。よって厳密に言えば言語的コミュニケーション verbal communication は「話し言葉によるコミュニケーション」，非言語的コミュニケーション non-verbal communication は「話し言葉ではない，身振りや表情によるコミュニケーション」を意味することになります。コミュニケーション媒体は異なるものの，双方とも象徴機能を有するという意味では同質のコミュニケーションです。両者ともある意味をもった媒体を介したコミュニケーションであり，双方向性（伝え合う）という特性を持ちます。ともに伝え手がなんらかの意図を言葉や表情，身振りによって受け手に伝えることで成り立つ形態です。それと対比して考えると，情動的コミュニケーション emotional communication は非言語的コミュニケーションとは異なり，象徴機能を有しない情動を介したコミュニケーションということであり，無意識的コミュニケーションを指します。

　以上，これらのコミュニケーションと各々の知覚特性，体験様式，司る大脳の局在を対比してまとめたものが**コラム表1，表2，表3**です。

　対人関係論で有名なアメリカの精神科医ハリー・スタック・サリヴァン Harry Stack Sullivan（1954/1986）は『精神医学的面接』で，コミュニケーションで重要なのは，ヴァーバル verbal ではなくヴォーカル vocal であると強調していますが，これは emotional communication とほぼ同義といっていいものです。emotional/vocal がコミュニケーションの発達過程において verbal/non-verbal よりも根源的で，verbal/non-verbal の基盤をなし，今なお脈々と息づいています。emotional/vocal は無意識的コミュニケーションであるため，私たちは容易に気づくことはできませんが，発達障碍，とりわけ自閉症の人たちにおいてはそれがいまだに中心的役割を果たしていることが多いのです。彼らとわれわれとの間でコミュニケーションにズレが生まれやすいのはこのためです。なお，情動的コミュニケーションでは原初的知覚が中心的役割を果たしていることから原初的コミュニケーション

と称することもあります。

コラム表 1　コミュニケーションの二重性と知覚特性

コミュニケーションの二重性	知覚特性	分化度	発達段階
情動的(原初的)／ヴォーカル emotional (primitive) /vocal	原初的知覚	未分化	乳幼児期早期に優位 発達障碍では優位になりやすい
言語的／非言語的 verbal/non-verbal	視覚, 聴覚を中心とした五感	高度に分化	言語発達とともに優位になる

（小林, 2016, 表 2 , p. 23）

コラム表 2　コミュニケーションの二重性と脳機能

コミュニケーション	大脳の局在	反応速度	知覚の精度
情動的(原初的)／ヴォーカル	扁桃体(古皮質)	速	粗
言語的／非言語的	大脳皮質(新皮質)	遅	緻

（小林, 2016, 表 3 , p. 23）

コラム表 3　コミュニケーションの二重性と体験様式

コミュニケーション	時間の流れ	相互性	体験様式	言語表現	共感	現実
情動的(原初的)／ヴォーカル	共時的(同時的)	感じ合う	腑に落ちる	～のように感じる～みたい	sympathy(共鳴, 感応)	actuality
言語的／非言語的	通時的	伝え合う	頭でわかる	～が見える～が聞こえる	empathy(共感)	reality

（小林, 2016, 表 4 , p. 34）

コラム 4 リアリティとアクチュアリティ

　わが国の精神病理学者木村敏は著書『心の病理を考える』(1994) の中で，日本語の「現実」に相当する2つの英語，「リアリティ reality」と「アクチュアリティ actuality」の差異について以下のように説明しています。

　「現実」を言い表す言葉としての英語には，「リアリティ」と「アクチュアリティ」の二つがあることはだれでも知っている。しかし，この二つはまったくの同義語というわけではない。それは二つの語源をたずねてみればすぐにわかることだ。「リアリティ」はラテン語の「レース」res つまり「事物」という語から来ていて，事物的・対象的な現実，われわれが勝手に作りだしたり操作したりすることのできない既成の現実を指す場合に用いられるのが原義である。これに対して「アクチュアリティ」のほうは，ラテン語で「行為」「行動」を意味する「アクーチオー」actio から来ている。したがってそれは現在ただいまの時点で途絶えることなく進行している活動中の現実，対象的な認識によっては捉えることができず，それに関与している人が自分自身のアクティヴな行動によって対処する以外ないような現実を指している。

(pp. 28-29)

　これを読むと，スターンが生気感情を通して言わんとしていることはこの「アクチュアリティ」そのものであることがわかります。これまで精神医学や臨床心理学などを含む人間科学においてこの「アクチュアリティ」の問題が真正面から取り上げられることは極めて乏しく，「アクチュアリティ」がどのような性質のもので，それをいかにして取り上げることが可能なのか，ということがほとんど検討されてきませんでした。その最大の理由は，一瞬たりとも固定することができないというアクチュアリティの性質を，誰にでも眼に見えるかたちで指し示すことは困難で，「客観性」を重視する科学の立場では扱いようがなかったからです。しかし，情動的コミュニケーションの世界を考える上で「アクチュアリティ」は不可欠な概念なのです。

第4章　初期発達におけるアタッチメント形成不全，脳の機能不全，そして発達精神病理

1．恥体験の持つ両義的側面

　生後1年間の母子関係においては，母親が良好な情動調律のもとに，乳児の陽性感情がより高くなるように，逆に陰性感情はより低くなるように，乳児の自己対象[注1]としてその感情を調整することによって，乳児の前頭葉領域の成熟が促進されるのですが，生後2年目の練習期後期に入ると，母親の役割は養育者から社会化の担い手へと大きく変化します。こうした母子関係の質的変化は子どもの心理的発達にいかなる変化をもたらし，そして脳の構造の変化といかに関係しているのでしょうか。そこでぜひとも取り上げなくてはならないのは「恥」の体験です。

　2年目になると，乳児は外界を探索して好奇心が刺激されたものを母親のところに持ってくるようになります。しかし，社会的発達のこの時期（練習期後期）には，再会でのやりとりの性質が変化します。練習期後期の乳児は，この時期特有のより一層増大していく興奮と高揚の活性化状態の中で，養育者と再会します。このとき，乳児は，相手との一体感願望を抱きながら接近していきます。乳児は陽性感情を母親と共有し増幅させることができると期待していたにもかかわらず，不意に母親の顔に表れた感情の不一致に遭遇し

注1）コフートの自己心理学は，成熟した心理組織を持つ母親を，未熟で不完全な心理組織を持つ乳児にとって重要な感情調整機能を果たすことから「自己対象 self object」と称し，乳児と母親1組を自己・自己対象という単位でとらえるという発達の基本原理を有する（『感情調整と自己の起源』p. 26）。

ます。すると期待した感情的コミュニケーションが絶たれたショックで，それまでの陽性感情が一気に萎んでしまいます。このように陽性感情状態から陰性感情状態へと急激に変化するのが「恥」という体験です。かつては喜びしかなかった母親との対面が恥の主要な原因となり，そこに強いストレスが生じます（『感情調整不全と自己の障碍』p. 17）。

　これは成長過程で必然的な体験ではあるのですが，そこでは，「子どもが恥の状態にどれくらいの期間，どれくらいの頻度で留まるか」ということが，「子どもの継続的な情動発達の重要な要因」として大きな意味を持ちます。

感性豊かな養育者によって恥は代謝され調整される

　恥が遷延化した状態を乳児が長い間持ち続けることはあまりにも毒性が強いといいます。たしかに乳児は強度の低い陰性感情を調整する能力を多少なりとも持ちあわせていますが，この遷延化した状態によって，陰性感情の強度と持続時間はいよいよエスカレートしていきます。したがって，子どもが萎縮や苦痛といった陰性感情状態から，再び陽性感情状態に移行できるようにするために，養育者が積極的に子どもの恥の状態を調整することが極めて重要となります。特に発達の初期においては，親が状態間の移行に必要な調整の多くを提供することによって初めて乳児の自己調整の発達が可能になります。感情調整におけるストレス回復メカニズムの中心的な役割を担うのは，感性豊かな養育者の存在なのです。養育者が乳児に対して的確に応答することによって，同期された感情の交互作用が再び生まれ，そこに乳児が再び参加することで，二者関係は精神生物学的に再調律され，恥は代謝され調整され，アタッチメント結合は再接続されます。この修復は乳児の長期的なパーソナリティの発達に甚大な影響を及ぼし，その鍵を握るのは養育者が自身の感情をモニターし，調整する能力であるとショアは言います。（『感情調整不全と自己の障碍』p. 19）

断裂と修復——レジリエンス

　二者関係が再調律されることによってアタッチメントの絆が再接続される

という過程は，精神生物学的に見れば，誤調律によってアタッチメントが断裂し恥の体験が生まれるのに対し，再調律によってアタッチメントの再生が遂げられることと捉えることができますが，ここには乳児 - 自己対象（母親）の二者関係の「断裂と修復」のパターンの本質を見て取ることができます。

　ここでぜひとも強調しておかなければならないのは，このような「子どもと親が陽性感情から陰性感情へ，そして再び陽性感情へ移行する」体験を持つことによって，次第に子ども自身が自己調整能力を身につけていくことです。こうして養われていく能力こそ，今日重視されている「レジリエンス（回復力）」に繋がるからです（『感情調整不全と自己の障碍』pp. 19-20）。

　養育者の参加が二者関係における不一致の修復を担う「双方向的修復」現象の根底には，この回復メカニズムが働いています。この過程において母親は，乳児に社会化を促すことでストレスと陰性感情を誘発する一方で，その感情を陽性感情に変換するという役割を担っています。この再調整のための交互作用は生後1年目に始まりますが，2年目には情動の発達に不可欠なものとなります。この修復過程において乳児は，感性豊かで協力的な養育者の庇護のもと，自分自身を役立つ存在として，自分の相互作用を陽性で修復可能なものとして，また養育者を信頼できる存在として心の中に刻んでいくことになります（『感情調整不全と自己の障碍』pp. 19-20）。

発達初期の調整されない恥体験は様々な発達精神病理の中核をなす

　しかし，もしも母親が恥の修復に協力してくれなければ，調整してくれない他者とともにいる経験は，「調整してくれない他者との相互作用」という双方向的表象として心の中に永続的に刻み込まれていくことになります。このような初期の調整されない恥体験により，乳児は副交感神経優位の依存的抑うつ状態 anaclitic depression に長くおかれることになります。それは様々な発達精神病理の中核をなしているとショアは主張します（『感情調整と自己の起源』p. 248）。

　練習期後期から再接近期にかけて，乳児が養育者の間での誤調律による恥を体験しながらもその後の養育者の再調律によって陰性感情から陽性感情へ

と回復していくことを，ショアは「断裂と修復」の本質的過程と捉え，感情調整療法[注2]の中核的な治療機序と考えています。

恥を体験すること自体は乳児にとって不可欠なものですが，恥が養育者によって修復されることによって初めて，望ましい社会情動的発達が遂げられるのです。恥の体験が社会性の発達に繋がるためには，養育者の適切な関与が必須な条件であるという意味で，恥体験は両義的側面を有しているということがいえましょう。そこには関係の視点が不可欠だということです。

神経生物学的観点から

恥体験とその修復が外側被蓋辺縁系回路の拡張と腹側被蓋辺縁系回路の維持を可能にする

練習期では，前期の交感神経系優位な高覚醒から，後期の恥の体験によって副交感神経系優位な低覚醒へと劇的な移行過程が進行します。このような社会情動的発達過程では，神経生物学的にも大きな変化が起こります。それが表1（p. 33）に示されたような皮質 - 辺縁系回路における腹側被蓋辺縁系回路の不活性化と外側被蓋辺縁系回路の活性化という急速な変化です。この変化は「眼窩前頭葉皮質における分節化，すなわち選択的な結合の消失と再分配」を意味します。

この臨界期に起こる初期の恥の交互作用において，副交感神経系活動の開始は交感神経活動を相殺し，最終的に中脳皮質の過剰なドーパミン作動性軸索の競合的除去がもたらされます。この前頭前野の逆行性変化は練習期の個体発生的適応を損なう原因となる危険性があります。そこで重要となるのが恥を調整する役割を担う養育者の存在です。なぜなら恥を調整する交互作用と継続的な調律された映し返し過程によってはじめて，前頭葉辺縁系皮質の腹側被蓋辺縁系回路は維持されることになるからです。このように恥の体験での再調律と双方向的感情調整によって腹側被蓋辺縁系回路が再活性化され，

注2) Affect Regulation Therapy（ART）：ショアは自らの考える精神療法を「右脳精神療法」と呼ぶ前に，『精神療法という技芸の科学』序文の中で「感情調整療法」と称している。

恥の体験によって外側被蓋辺縁系回路の成熟が維持されるという，双方の相補的影響によって自律神経系の平衡機能が生まれることになるのです。

　以上からわかるように，この練習期前期と後期における眼窩前頭部の二つの成熟臨界期において，前頭前野の解剖学的発達をプログラムする遺伝システムの活発な発現は，社会環境から直接影響を受けることになります。社会化という環境的課題において，母親は直接のストレス要因ともなりますが，また母親自身によるストレス調整交互作用を媒介として，乳児に適応的な変化がもたらされます。このようにして皮質‐辺縁系回路が一つ（腹側被蓋辺縁系回路）から二つ（腹側被蓋辺縁系回路と外側被蓋辺縁系回路）へと変化することで（図1を参照，p. 36），この前頭辺縁系皮質の最終的な成熟が決定されることになりますが，この構造的な再組織化が，その後のより複雑な新しい機能の出現に繋がっていきます。（『感情調整と自己の起源』p. 259）

自己調整の出現

　恥体験とその修復を繰り返すことによって，自律神経系および内分泌系機能が発達し，乳児自身が自らの感情を自己調整することができるようになっていきます。具体的には，交感神経系と副交感神経系双方の働きによる自律神経系の平衡が保たれるようになり，恒常性メカニズムが確立することになります。自分の恥感情を双方向的に調整された体験が象徴的表象として記憶され，乳児自身が記憶の中にアクセスすることができるようになります。つまり，眼の前に母親がいなくても，自分の心に内在化された，母親との双方向的感情調整によって修復された体験記憶が想起されることによって自分の感情を調整する道が拓かれてゆくことになるのです。このような「内的表象機能調整能力の発達的進歩」は「前頭葉システムの構造的変化，特に眼窩前頭皮質の再組織化と成熟」を反映し，「経験に依存した眼窩前頭葉皮質の最終的な成熟」へと繋がっていきます，こうして「子どもは感情，特に陰性感情を効率的に自己調整することができる」ようになってゆきます（『感情調整と自己の起源』pp. 368–369）。

2．アタッチメント形成不全による発達精神病理と脳の
機能不全

初期の累積的な関係外傷は長期的に影響を及ぼす

　現在では，最初の２年間の外傷としては，社会的ストレス要因が非社会的な有害刺激よりも「はるかに有害」と考えられています。このため，ショアは「関係外傷 relational trauma」という用語を使っています。このような外傷は一般的に周囲に存在するため，継続的な関係外傷に埋め込まれたストレスは，単発的なものとは異なり，累積されてゆきます。アタッチメント形成は，乳児の遺伝的にコード化された精神生物学的素因と養育者の経験との産物で，アタッチメント・メカニズムはその後の人生を通して表現されるため，初期の関係外傷は，後に精神障碍を形成するリスクの発生を含め，即時および長期双方に影響を及ぼすことになります。(『感情調整不全と自己の障碍 pp. 181-182)

アタッチメントの安定型と不安定型

　10-12カ月から16-18カ月の期間に，アタッチメント・パターンは測定することができるようになります。この時期の最適な二者関係相互作用は，解剖学的に成熟途上の感情核を自己調整する機能の発達を促進します。情動的に応答する母親との接触は，安定型アタッチメントを生み，乳児の恒常性の乱れが正されることが期待されます。その一方，母親が乳児の精神生物学的調整役として機能していない場合は，成長が阻害される環境となります。アタッチメントが安定した乳児と不安定な乳児では，母親との分離と再会の際に，感情調整の異なるパターンと能力を示すようになります（『感情調整と自己の起源』pp. 384-385)。

　関係外傷による影響はアタッチメント・パターンに反映されていることはよく知られています。表2はアタッチメント研究において常に用いられてきたアタッチメント・パターンの類型で，各々の新奇場面法によって観察された乳児の行動特徴を表しています。

第 4 章　初期発達におけるアタッチメント形成不全，脳の機能不全　65

　アタッチメントが安定している場合は安定型アタッチメント，不安定な場合は不安定型アタッチメントと称されています。Ｂタイプは安定型アタッチメント，ＡタイプとＣタイプは不安定型アタッチメントに入ります。後にＤタイプが新たに追加され，これも不安定型アタッチメントに入ります。Ａタ

表 2　各アタッチメント・タイプの行動特徴

アタッチメント・パターン	新奇場面法における子どもの行動特徴
不安定 - 回避型（Ａタイプ）	養育者との分離に際し，泣いたり混乱を示すということがほとんどない。再会時には，養育者から目をそらしたり，明らかに養育者を避けようとしたりする行動がみられる。養育者が抱っこしようとしても子どものほうから抱きつくことはなく，養育者が抱っこするのをやめてもそれに対して抵抗を示したりはしない。養育者を安全基地として実験室内の探索を行うことがあまりみられない（養育者とはかかわりなく行動することが相対的に多い）。
安定型（Ｂタイプ）	分離時に多少の泣きや混乱を示すが，養育者との再会時には積極的な身体接触を求め，容易に静穏化する。実験全般にわたって養育者や実験者には肯定的感情や態度をみせることが多く，養育者との分離時にも実験者からの慰めを受け入れることができる。また，養育者を安全基地として，積極的に探索活動を行うことができる。
不安定 - アンビヴァレント型（Ｃタイプ）	分離時に非常に強い不安や混乱を示す。再会時には養育者に身体接触を求めていくが，その一方で怒りながら養育者を激しく叩いたりする（近接と怒りに満ちた抵抗というアンビヴァレントな側面が認められる）。全般的に行動が不安定で随所に用心深い態度がみられ，養育者を安全基地として，安心して探索活動を行うことがあまりない（養育者に執拗にくっついていようとすることが相対的に多い）。
不安定 - 無秩序・無方向型（Ｄタイプ）	近接と回避という本来ならば両立しない行動が同時（例えば顔をそむけながら養育者に近づこうとする）に，あるいは継時的（例えば養育者にしがみついたかと思うとすぐに床に倒れ込んだりする）にみられる。また，不自然にぎこちない動きを示したり，タイミングのずれた場違いな行動や表情をみせたりする。さらに，突然すくんでしまったりうつろ表情を浮かべつつじっと固まって動かなくなってしまったりするようなことがある。総じてどこへ行きたいのか，何をしたいのかが読みづらい。時折，養育者の存在におびえているような素振りをみせることがあり，むしろ初めて出会う実験者などにより自然で親しげ態度をとるようなことも少なくない。

（遠藤，2007, p. 22からの引用　一部改変）

イプ（回避型）とCタイプ（抵抗型，あるいはアンビヴァレント[注3]型）は非定型的で，非適応的なものですが，ある程度行動全体はまとまりを持ち，組織化されています。しかし，Dタイプは行動全体にまとまりを欠き，組織化されない病理性の非常に高いものです。無秩序・無方向型と称されているのはそのような理由からで，虐待やネグレクトとの関連性を強く示唆するものとして今ではもっとも注目が集まっています。以下，不安定型アタッチメントの各々の特徴を見ていきましょう。

1）不安定 - 回避型

不安定 - 回避型アタッチメントにおいて，「母親は乳児との接触を回避的に経験し，乳児は母親によって喚起される苦痛で揺れ動く情動を回避することによって，これに反応する」のですが，乳児が避けるのは，母親の顔から発せられると予想される無秩序な刺激です。副交感神経系優位の状態が続くことで，視線回避や受動的回避の素因が精神生物学的に保持されることになります。こうした臨界期体験の結果，不安定 - 回避型乳児の成熟途上の大脳辺縁系は副交感神経系に偏り，外側被蓋辺縁系回路を介した保存 - 撤退（ボウルビィのいう絶望）状態が広範囲に起こるようになります。このため，強い陽性または陰性の感情を経験する能力が制限され，調整過剰障碍に陥りやすくなります（『感情調整と自己の起源』pp. 384-385）。

より具体的に言えば，この種の乳児は「養育者との分離に際し，泣いたり混乱を示すということがほとんどない」「養育者が抱っこするのをやめてもそれに対して抵抗を示したりはしない」など，養育者との関わりを極力避けて，ほとんど抵抗らしき態度を示すことはありません。もっぱら「視線回避」や「受動的回避」が目立ちます。自分の情動が揺れ動く状況を極力避けることによって身を守るという姿勢です。そこでは自律神経系の副交感神経が優位に働くことで，活動を少なくしてエネルギーを保存するという心身の

注3) ambivalent：アンビヴァレント，両価的。名詞形は ambivalence アンビヴァレンス，両価性。同一の対象に対して，愛と憎しみ，友好的態度と敵対的態度のような，相反する心的傾向，感情，態度が同時に存在する精神状態を指す（小此木，1993, pp. 26-27）。

対処戦略が取られます。

このタイプにみられる神経生物学的特徴は，「交感神経系の腹側被蓋神経が選択的に刈り込まれ，副交感神経系の外側被蓋神経が眼窩前頭葉システムに拡張する臨界期を経て，永続化する可能性」があります。

２）不安定‐アンビヴァレント型

不安定‐アンビヴァレント型乳児は，母親の顔の知覚に対して，接近と積極的回避のモードを維持しようとします。このようなアンビヴァレントな乳児は，予測不可能な養育者とのアイコンタクトに抵抗しようと努力しますがうまくいきません。この不安定‐アンビヴァレント型パターンは，交感神経系に基づく腹側被蓋辺縁系回路の優位性を反映しています。（『感情調整と自己の起源』p. 385）。

この型の乳児を特徴づける情動表出の高まりと，高レベルの怒りや苦痛を調整する非効率的な能力は，交感神経系と同調する偏った感情核を反映しており，情動表出の高まりのパターンを示し，ストレスに直面すると陽性気分をうまく維持できません。したがって，これらの乳児は，調整不足障碍や，うまく制御されない，制御能力の欠如した外在化発達精神病理を呈しやすくなります（『感情調整不全と自己の障碍』p. 29）。

したがって，この型の乳児は「分離時に非常に強い不安や混乱を示す。再会時には養育者に身体接触を求めていくが，その一方で怒りながら養育者を激しく叩いたりする」というように，アンビヴァレントな行動を示すのが特徴的です。様々なかたちで乳児は養育者に対して抵抗を試みますが，どれひとつうまくいきません。でもそうせずはいられない心的状態にあるのです。そこでは，「回避型」とはまったく異なった「接近と（積極的）回避」を繰り返し，自律神経系の交感神経系が優位に働き，多量のエネルギーを消費するという心身の対処戦略を取ることになります。こうした傾向を持ちながら成長していくと，この種のパーソナリティは，生涯を通じて，激しい感情の表出が高まり，調整不足障碍に陥りやすくなります。

3）不安定－無秩序・無方向型
乳児は解決不可能なパラドックスに陥る

　先の不安定 - 回避型と不安定 - アンビヴァレント型が明らかになった後に，メイン Main とソロモン Solomon（1986）によって発見されたのがこの不安定 - 無秩序・無方向（タイプＤ）です。この型には以下のような特徴があるとショアは述べています。

　　Ｄタイプは虐待を受けた乳児の80％以上に見られる（Carlson et al., 1989）。実際，スパングレー Spangler とグロスマン Grossman（1999）は，このグループの乳児が新奇場面法において最も高い心拍活性化と最も強い警告反応を示すことを実証した（図7.1 [本書図２] を参照せよ）。彼らはまた，他のすべてのアタッチメント分類よりも高いコルチゾール値を示し，視床下部 - 下垂体 - 副腎皮質（HPA）軸のストレス反応の障碍リスクが最も高い（Hertsgaard et al., 1995）。メインとソロモンは，「これらの乳児はストレス耐性が低い」と結論づけている（1986, p. 107）。彼らは，無秩序性と無方向性は，乳児が人間関係の中に安全な避難場所を見つけるのではなく，親を非常に警戒していることを反映していると主張している。乳児は（親に）

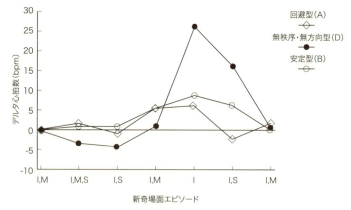

図２　様々なアタッチメント・パターンにみられる新奇場面エピソード中の心拍数の変化（M, 母親；I, 乳児；S, ストレンジャー）
　　　（Spangler & Grossman, 1993）

（『感情調整不全と自己の障碍』p. 193）

警戒させられると必然的に親を求めるので，乳児を直接警戒させる親の行動は，乳児を，近づくことも注意を移すことも逃げることもできない，解決不可能なパラドックスに陥れるはずだと，彼らは述べている。最も基本的なレベルでは，これらの乳児はこの情動的な挑戦に対処するための首尾一貫した行動対処戦略を生み出すことができない。

（『感情調整不全と自己の障碍』pp. 192-193）

　母親が乳児を警戒させる行動を取るにもかかわらず，乳児はその母親に頼らざるをえないため，母親に接近することも回避することもできないというパラドックスに陥ることになります。これが無秩序・無方向型の典型的な親子関係の病理です。そのため乳児は「首尾一貫した行動対処戦略」を取ることができなくなります。こうした乳児の心的状況は，ベイトソン（Bateson, 1972）が提唱した「二重拘束 double bind」を彷彿とさせます。ベイトソンが描出した典型的な二重拘束状況にある母子関係を示すエピソードを紹介しましょう。

　　統合失調症の強度の発作からかなり回復した若者のところへ，母親が見舞いに来た。喜んだ息子は母親の肩を抱くと，母親は身体をこわばらせた。息子が手を引っ込めると，母親は「もうわたしのことが好きじゃないの？」と尋ね，息子が顔を赤らめるのを見て「そんなにまごついちゃいけないわ。自分の気持ちを恐れることなんかないのよ」と言い聞かせた。息子はその後ほんの数分しか母親と一緒にいることができず，母親が帰ったあと病院の清掃夫に襲いかかり，ショック治療室に連れていかれた。（『精神の生態学　改訂第2版』p. 306）

　母親の身体のこわばりは患者である息子に非言語的水準で伝わっているのですが，母親は自分の緊張のみならずそれが息子にも伝わっていることにまったく無自覚です。言語的水準では，息子が身体の緊張のために顔を赤らめているのを見て，緊張しなくていいんだよとやさしく言い聞かせていますが，非言語的水準では子どもに緊張を与えて突き放すことになっています。

　母親が非言語的水準と言語的水準で相反するメッセージを送っているため

に，息子は母親に対してどのような態度を取って良いのか分からなくなり，母親に対して接近も回避もできないという解決不可能なパラドックスに陥っています。こうした二重拘束状況の原点を不安定‐無秩序・無方向型乳児と母親との関係に見て取ることができます。

親に背を向けながら近づく矛盾した行動

他にもメインとソロモン（1986）は，12カ月の乳児が新奇場面で「親に面と向かって近づくのではなく，親に背を向けながら近づくような矛盾した行動パターンを同時に示している」という独特な交互作用を報告し，ショアの引用によればその特徴を次のように解説しています。

> ……回避傾向の同時発動により，接近動作が絶えず抑制され，せき止められているという印象を受ける。しかし，ほとんどの場合，接近を求める気持ちが回避を十分に上回り，物理的な接近を可能にした。このように，相反するパターンが活性化されたが，相互に抑制されることはなかった。(p. 117)

> ある乳児は，母親の呼びかけを聞いて上半身と肩をすくめた後，興奮して前方に移動しながら笑い声のような悲鳴をあげた。その爆笑は，前かがみになったまま新たな呼吸をすることなく，泣き声と苦痛の表情になった。そして突然，乳児は無言になり，無表情になり，呆然とした。(p. 119)
>
> （『感情調整不全と自己の障碍』pp. 193-194）

ショアはこの型の乳児では「自律神経系のエネルギーを消費する交感神経とエネルギーを保存する副交感神経の成分が同時に活性化されている」ことに注意を促しています（『感情調整不全と自己の障碍』pp. 193-194）。

無秩序・無方向型乳児の母親の特徴——役割逆転，無力感

無秩序・無方向型乳児の母親は，子どもの世話や保護ができない，厳しい罰を与える，気分が落ち込む，コントロールが効かないなどと自分のことを表現します。一般に，高リスクの母親や身体的虐待を行う母親は，比較対象の母親と比較して，子どもの行動に対する認識，帰属，評価，期待の仕方が一定でなく，子どもとの相互作用やコミュニケーションが少なく，肯定的な育児行動が少なく，有害な懲罰技法を多く用いる（Nayak & Milner, 1998）

第4章　初期発達におけるアタッチメント形成不全，脳の機能不全　*71*

といわれています。役割逆転（Mayseless, 1998）や主観的な無力感（George & Solomon, 1996）は，無秩序・無方向型乳児の母親によく見られるものです。これらの母親の多くが，自らも未解決の外傷に苦しんでいる（Famularo, Kinscherff, & Fenton, 1992）ことを考えると，この母親の調整不全状態が変化しながら時空間的に刷り込まれることが，「児童虐待の世代間伝達」（Kaufman & Zigler, 1989）の中心的メカニズムである可能性があるとショアは述べています（『感情調整不全と自己の障碍』p. 195）。

　この型の乳児の行動は，接近と回避という本来ならば両立しない行動が同時（例えば顔をそむけながら養育者に近づこうとする）に，あるいは継時的（例えば養育者にしがみついたかと思うとすぐに床に倒れ込んだりする）にみられるという，子どもの行動の意図がまったくといっていいほど読み取れないところに最大の特徴があります。これまでの二つの不安定型アタッチメントとの最も重要な相違点は，自律神経系においてエネルギーを消費する交感神経とエネルギーを保存する副交感神経の成分が同時に活性化されていることです。いかに心身の消耗度が激しいか想像に難くありません。

3．各アタッチメント・パターンにみられる発達精神病理と発達神経生物学

アタッチメント形成不全と発達精神病理──調整不足による外在化と調整過剰による内在化

　初期に形成されるすべての精神病理はアタッチメントの障碍を構成し，自己調整および／または双方向的調整の失敗として現れるという説得力のあるエヴィデンスがあります。ショアは，この適応が制限される機能的指標は，特に内部の修復的な対処メカニズムの回復の欠損に現れると提案しています。これは，外在化精神病理に関連した調整不足，または内在化精神病理に関連した調整過剰のいずれかの形をとるといいます。このような対処の欠損は，社会情動的ストレスに対する行動の柔軟性と適応的な反応を必要とする困難な状況下で最も顕著となります。

この概念化は，感情の強さを調整する能力の喪失が早期外傷やネグレクトの最も広範囲な影響であること，この機能不全はより強く，より長く続く情動反応として現れること，防衛機制は，許容するのが困難な情動を回避，最小化，転換する情動調整戦略の形態であることを強調する最近のモデルとよく適合しています。これらの機能的脆弱性は，情動反応の調整や修正に中心的に関与する右半球の調整システムの組織における構造的弱点や欠陥を反映しているとショアは考えています（『感情調整不全と自己の障碍』pp. 85-86）。

アタッチメント形成不全は様々な精神病理を生み出しますが，そこには大きく2つの流れが存在することがわかります。調整過剰による内在化精神病理と調整不足による外在化精神病理です。そこで両者の差異を**表3**に示しましたが，もう少し詳しくみていきましょう。

1）不安定 - 回避型

不安定 - 回避型アタッチメントを生み出す二者関係にみられる感情のやりとりのパターンには次のような特徴がみられるとショアは解説しています。

不安定 - 回避型乳児の母親は非常に低いレベルの感情表現しか示さず，撤退し，ためらい，乳児の注意や行動をまとまりのあるものにしようとしないといった相互作用のパターンを示します。このような母親は通常，乳児との接触や相互作用を有害なものと感じ，アタッチメント行動へのアクセスを積極的に遮断するようになります。メイン Main とウエストン Weston（1982）

表3　アタッチメント・パターンと発達精神病理

アタッチメント・パターン類型	ボウルビィのアタッチメント理論	感情調整	発達精神病理	具体的な精神病理
不安定 - 回避型	絶望 despair	調整過剰 overregulation	内在化 internalization	常同反復行動，強迫症状，神経症・心身症など
不安定 - アンビヴァレント型	抗議 protest	調整不足 underregulation	外在化 externalization	挑発行動，行動障碍など
不安定 - 無秩序・無方向型	——	無秩序・無方向	PTSD	解離など

第 4 章　初期発達におけるアタッチメント形成不全，脳の機能不全　*73*

は，母親が身体的接触に対して漠然とした嫌悪感を示し，時には撤退や子ど
もを突き放すといった言語化できない身体的反応を示すことを観察していま
す。母親が乳児をはねつけることは，乳児にとっては安全な（はずである）
場所からの攻撃を意味し，さらに，母親は身体的接触を嫌うため，環境的に
誘発されたストレスや，母親自身の行動によって引き起こされた苦痛な情動
を調整するための接触も許されません。このことは，母親が乳児の接近に対
して身じろぎしたり，弓なりになったりするだけでなく，頭を乳児と異なる
高さに保ち，それによって相互の視線作用を妨げるという行動で表現されま
す。

　不安定‐回避型乳児は，自分の注意を引こうとする大人に対して興味を示
さず，接触を維持する動機もほとんど示しません。この乳児の特徴は，母親
が去っても悲しんだりせず，戻ってきても喜んだりせず，再会しても悲しみ
や怒りを表立って表現しないことです。

　安定型アタッチメントの乳児と異なり，母親との再会後も怒りの経験は止
まらないのですが，不安定‐アンビヴァレント型乳児と異なり，怒りを表現
することを止めてしまいます。この抑圧された怒りは，接触回避的な母親の
苛立ち，憤り，時には明らかな怒り，それに続く積極的な妨害に遭遇して挫
かれる，乳児の接近欲求に伴うくぐもった抗議反応であると思われます。そ
の結果，乳児は相互作用から安らぎを得る代わりに，積極的に母親を避け，
あるいは母親の前では視線回避を多用して無視するようになります。この回
避は，不十分で拒絶的な二者間接触への予期を反映しています。

　不安定‐回避型乳児は，分離に伴う内的生理的混乱を調節するために二者
関係相互注視ではなく，視線回避を覚醒調節メカニズムとして利用するよう
になります。回避されるのは，母親の顔から発せられると予想される無秩序
な情動的コミュニケーションです。視線回避と母親からの撤退は，生物学的
恒常性の主要な調整過程である生存‐撤退（ボウルビィのいう絶望）状態を
反映していると言われています（Powles, 1992）。このため，乳児は副交感神
経優位の状態に偏り，心拍の減速，無力感，低い活動レベルを特徴として示
すことになります（McCabe & Schneiderman, 1985）（『感情調整不全と自己の障

碍』pp. 27-28)。

神経生物学的観点から

　以上のような気質的傾向は，交感神経系の腹側被蓋神経が選択的に刈り込まれ，副交感神経系の外側被蓋神経による眼窩前頭葉システムの神経支配が拡張する臨界期を経て，永続化する可能性があります（Izard et al., 1991）。その自律神経系の平衡は副交感神経系優位で，低レベルの社会情動刺激に最大に反応するように調整されていることになります。精神生理学的には，不安定 - 回避型パーソナリティの過度な制御と抑制は迷走神経パターン（Eppinger & Hess, 1915）と副交感神経系に偏った抑制的で眼窩前頭部の感情核を反映しており，副交感神経系低覚醒状態から抜け出すことと交感神経系高覚醒状態を調整することに問題があることが分かっています。このパーソナリティ構造は，「感情表現の最小化」（Cassidy, 1994）のパターンを示し，強い陰性または陽性感情を経験する能力が限られており，調整過剰障碍（Lewis & Miller, 1990）や過剰に制御された内在化発達精神病理（Cicchetti & Toth, 1991）を呈しやすくなります（『感情調整不全と自己の障碍』pp. 27-28）。内在化発達精神病理には，具体的に，常同反復行動，強迫症状，神経症・心身症などが該当します。

　ここで最も重要な点は，神経生物学的にみると「交感神経系の腹側被蓋神経が選択的に刈り込まれ，副交感神経系の外側被蓋神経による眼窩前頭葉システムの神経支配が拡張する臨界期を経て，永続化する可能性」が生まれるということです。その結果，情動調整不全のみならず，自律神経系の平衡不全を呈することになります。

2）不安定 - アンビヴァレント型

　乳児に対して尻込みしがちな母親とは対照的に，乳児が自分から目をそらしていても執拗に乳児に関わるタイプの母親が存在します。このような母親は，不安定 - 回避型の乳児の母親とは異なり，高強度の感情刺激の源となり，練習期前期の特徴である高覚醒の感情を可能にすることには首尾良く役立ち

第4章　初期発達におけるアタッチメント形成不全，脳の機能不全　*75*

ますが，このような高覚醒状態のとき，このタイプの侵入的な母親は敏感に適切に刺激を減らすことができず，高覚醒と高強度の感情を調節するために乳児が離脱して視線をそらすことを妨害してしまいます。このように，母親は乳児の感情状態のモニタリングに応じて刺激のテンポや内容を変えるのではなく，幼児に過剰な負荷をかけ，新しい経験を吸収する能力を阻害してしまいます。

　このタイプの母親は，再会時に乳児が接近を求めてもそれを許しません。母親は陽性感情を増幅させる交互作用を行うかもしれませんが，不安定で，その情動的応答性を乳児は予測できないため，母親が存在するときでさえ，乳児は，母親が自分の信号やコミュニケーションに反応してくれることを期待してよいのかわかりません。しかし，この乳児は，情動を高めてアタッチメント人物（母親）に依存することで，母親の注意を引くことに成功しているといえます。このように，不安定 - アンビヴァレント型乳児は，再会時に母親に対して，接近・接触を求める行動と怒りや拒絶の行動を混在させ，アンビヴァレントであるのが特徴です。さらに，分離前のエピソードでは，子どもはしばしば母親とその表情を読み取ることに気をとられ，母親が信頼に足る安心基地として機能しないので探索することができず，ひとりで遊ぶことができません。このタイプの乳児は，分離の苦痛が強く，再会時に慰めるのが難しいので，「難しい気質」を呈することになります。その中心となる特性は，激しい自己表現と否定的な気分反応になりがちであること，変化への適応性が遅いこと，生物学的機能が不規則であることなどです。

　最も重要なことは，このような母親は，練習期後期の外側被蓋カテコールアミン作動性システムの拡張を助長するような環境を提供しないことです。したがって，この感情調整システムの自律神経系平衡は，副交感神経系，抑制性ノルアドレナリン作動性外側被蓋辺縁系回路よりも，交感神経系，興奮性ドーパミン作動性腹側被蓋辺縁系回路がひときわ支配的になります。

　その結果，制御不足で衝動的なパーソナリティ構造を生みやすく（King, 1985），高覚醒状態に偏り，低覚醒感情を回避します。これらの乳児を特徴づける情動表出の高まりと，高レベルの怒りや苦痛を調整する能力の非効率

性は，交感神経に偏った感情核を反映しており，情動表出の高まりのパターンを示し，ストレスに直面しても陽性気分をうまく維持し調整することができません。したがって，これらの乳児は，調整不足障碍や制御不足による外在化発達精神病理を呈しやすくなります（『感情調整不全と自己の障碍』pp. 28-29）。具体的な外在化発達精神病理としては挑発行動，行動障害などがあり，周囲を巻き込みながら激しい興奮を呈する病態が代表的なものになります。

3）不安定 - 無秩序・無方向型

不安定 - 無秩序・無方向型は，先の不安定 - 回避型や不安定 - アンビヴァレント型とはまったく様相を異にします。不安定 - 回避型や不安定 - アンビヴァレント型はそれなりに組織化されているために，ある秩序だった防衛機制が働きやすくなるのですが，不安定 - 無秩序・無方向型はあまりにも養育者の対応が予測困難で無秩序であるため，PTSD や解離などが生じることになるのです。また，不安定 - 無秩序・無方向型乳児がなぜこれほどまでに無秩序で，まとまりのない行動を呈するようになるかといえば，「自律神経系においてエネルギー消費性交感神経系とエネルギー保存性副交感神経系が同時に活性化する」からです。

神経生物学的観点から

今日では，不安定 - 無秩序・無方向型アタッチメントの履歴を持つ乳児は，高い確率で虐待体験に曝露されていることを示す（Main & Solomon, 1986）ことはよく知られています。被虐待児はこの迫害的対人環境に，交感神経カテコールアミン活性の長期的な上昇を引き起こす過剰覚醒状態と低覚醒に関連する副交感神経迷走神経関連解離状態とで応答し，またこれが神経生物学的に過敏な状態として内在化すると考えられています（Perry, Pollard, Blakley, Baker, & Vigilante, 1995）。後者の影響は，このグループの幼児が他のすべてのアタッチメント・パターンよりも高いコルチゾールレベルを示すという発見で明らかにされています（Hertsgaard, Gunnar, Erickson, &

第4章　初期発達におけるアタッチメント形成不全，脳の機能不全　77

Nachmias, 1995）。これらの調整不全の環境事象は，過剰覚醒と過少覚醒という極端かつ急速な変化を引き起こし，幼児の脳に混沌とした生化学的変化を生じさせ，両辺縁系回路内のシナプス結合の発達に伴う広範囲な酸化ストレスおよびアポトーシス破壊（細胞死）を助長する状態となります。この精神神経生物学的メカニズムは，乳児が情動的外傷に晒されると，その体験の感覚・情動・運動の「情動本能記録」が大脳辺縁系の神経伝達パターンに刻まれるという結果をもたらすと考えられています（Weil, 1992）。

　このように，ネグレクトや外傷などの初期の虐待体験は，皮質辺縁系領域の発達のための臨界期の微小環境に異常を生み出します。たとえば，情動的な表情表出に反応する眼窩前頭皮質や側頭皮質ニューロンの臨界期の細胞死は，他者の表情表出から情動状態を読み取ることを永続的に困難にする可能性があります。こうした情動解読能力の欠損は被虐待児に見られることがわかっています（Camras, Grow, & Ribordy, 1983）。眼窩前頭葉は大脳辺縁系回路と自律神経系の両分岐に関連しているため，両回路が発達過程で広範囲に分断されると，前頭葉皮質の進化が損なわれ，交感神経系と副交感神経系が相互作用できなくなります（Berntson, Cacioppo, & Quigley, 1991）。自律神経制御がこのように組織化されると，その脆弱な調整能力のために，たとえ中程度のストレスであっても，構造は解体しやすく，極めて不連続で不安定な感情の変化を起こしやすくなります。

　発達途上の視床下部‐下垂体‐副腎（HPA）システムの構造変化が，その後の人生における病理的脆弱性の原因となること，および慢性的に上昇した副腎皮質ホルモンが精神障碍と関連していることはよく知られています。右半球が組織化の重要な時期（臨界期）に広範かつ長期にわたって覚醒の外傷的な変化に晒されることは，無秩序・無方向型の乳児に外傷後ストレス障碍への脆弱性をもたらす可能性があります（Rauch et al., 1996）（『感情調整不全と自己の障碍』pp. 118-120）。

　以上の要点について，**表4**にアタッチメント・パターンと神経生物学的構造／機能の変化との関係，**表5**にアタッチメント・パターンとパーソナリティ障碍との関係を簡潔に示しましたので参考にしてください。

表4 アタッチメント・パターンと神経生物学的構造／機能上の変化

アタッチメント・パターン類型	覚醒	自律神経系	被蓋辺縁系回路の構造上の変化	
不安定 - 回避型	トロフォトロピック低覚醒	副交感神経系優位	興奮性腹側被蓋辺縁系回路の過剰な分節化	抑制性外側被蓋辺縁系回路の拡張
不安定 - アンビヴァレント型	エルゴトロピック高覚醒	交感神経系優位	興奮性腹側被蓋辺縁系回路の拡張	抑制性外側被蓋辺縁系回路の過剰な分節化
不安定 - 無秩序・無方向型	エルゴトロピック／トロフォトロピック覚醒の極端かつ急速な変化	交感神経系と副交感神経系がともに過度に活性化	腹側／外側両被蓋辺縁系回路の極端な分断	

表5 アタッチメント・パターンとパーソナリティ障碍

アタッチメント・パターン類型	感情調整	パーソナリティ障碍	自律神経系	被蓋辺縁系回路の構造上の特徴	進化の継起	恥
不安定 - 回避型	調整過剰 overregulation	解離性自己愛性パーソナリティ障碍	副交感神経系優位	抑制性外側被蓋辺縁系優位	後に成熟	意識的恥 conscious shame
不安定 - アンビヴァレント型	調整不足 underregulation	自己中心的自己愛性パーソナリティ障碍	交感神経系優位	興奮性腹側被蓋辺縁系優位	先に成熟	無意識の迂回した恥 unconscious bypassed shame

4．外傷性ストレスに対する乳児の精神生物学的反応
──アタッチメント外傷の対人関係神経生物学

　社会的ストレス要因は非社会的な有害刺激よりもはるかに有害であることから，ショアは「関係外傷」と称していることは先に述べましたが，この種の外傷は日常的に存在するため，継続的な関係外傷に埋め込まれたストレスは，単発的ではなく累積的なものになります。アタッチメントの状態は，乳児の遺伝的にコード化された精神生物学的素因と養育環境との相互作用の産

物であり，アタッチメント・メカニズムはその後の人生を通して一貫して作動し表現されるため，発達初期の関係外傷は，後に精神障碍を形成するリスクの発生を含め，即時的にも長期的にも影響を及ぼします。そこでまず考えてみたいのは，外傷を及ぼす養育者，さらには関係外傷を受けた乳児の心‐体にみられる反応です。

母親自身の覚醒の調整不全

　関係性の成長を阻害する初期環境では，主たる養育者は子どもに陰性感情が永続するという外傷的状態を誘発します。こうした養育者は近づきにくく，乳児の感情やストレスの表現に不適切または拒否的に反応するため，さまざまな種類の覚醒調整過程への参加が最小限または予測不可能です。調節する代わりに，母親は極端な水準の刺激と覚醒を誘発しますが，それらは虐待では非常に多く，ネグレクトでは非常に少ないのが特徴です。母親は双方向的修復を提供しないため，乳児の強烈な陰性情動状態が長期間続くことになります。母性機能のこれらの欠陥は，母親自身の覚醒度の調整不全というストレスの多い状態を反映しています（『精神療法という技芸の科学』pp. 77-78）。

　このように乳児のみならず，母親自身にも強いストレス状況があることを考える必要があります。そこには覚醒の調整不全が認められ，自律神経系に悪影響を及ぼすことが想定されています。そして，乳児の側も外傷性ストレスに対して過剰覚醒と解離という二つの異なる反応パターンで構成される精神生物学的反応を示すことがわかってきました。

過剰覚醒と解離

　乳児の関係外傷の初期段階にみられる過剰覚醒状態では，母親という安全な避難所が突然脅威の源となり，アタッチメント・システムと恐怖の動機付けシステムの双方の場所である乳児の右半球に警報または驚愕反応を引き起こします。この母親というストレッサーは，乳児の視床下部‐下垂体‐副腎（HPA）ストレス軸を活性化し，それによって，乳児のエネルギーを消費する交感神経系成分の急激な増加を誘発し，心拍数，血圧，および呼吸を大幅

に上昇させます。それは調整不全の代謝亢進という精神生物学的状態を恐怖
‐驚愕として身体的に表しているということができます。

　しかし，関係外傷に対してその後に形成される2番目の反応は解離であり，
それによって子どもは外界の刺激から切り離されることになります。その結
果，外傷を受けた乳児は「うつろな表情で空を見つめる」ことがよく観察さ
れます。こうした副交感神経系優位の生存‐撤退状態は，苦痛で絶望的な状
況で生起し，身を押し殺し，「(自分の姿が他者に) 見られない」ように，注
目されないように努力している姿を示しています (Schore, 1994, 2001)。解離
性代謝停止状態は，生涯を通じて使用される主要な調整過程であり，ストレ
スを受けた個人は，エネルギーを保存し，死を装う危険な姿勢によって生存
を促進し，不動により枯渇した資源の回復を可能にするために受動的なかた
ちで解放されることになります。この受動的な低代謝状態では，心拍数，血
圧，および呼吸が低下し，痛みを麻痺させ鈍化させる内因性オピオイドが上
昇します。ポージェス Porges (1997) が「生命の脅威」と呼んでいるもの
に対処するための代謝戦略である解離という「深い脱愛着」を仲介するのは，
このエネルギー保存性副交感神経系 (迷走神経) メカニズムであることを示
しています (『精神療法という技芸の科学』p. 78)。

　ボウルビィのアタッチメント理論では，アタッチメント対象である母親か
らの分離に対して，子どもが最初に見せる反応は「抗議」で，それが長期化
すると，次第に「絶望」，そして「脱愛着 detachment」へと進展していきま
す。これをショアの立場から捉え直してみると，「抗議」は過剰覚醒に該当
し，その後「絶望」(同じく過少覚醒に該当) から「脱愛着 (離脱)」(同じく
解離に該当) に至るというかたちで解離という防衛機制を説明することがで
きます。このように，過剰覚醒と解離という，外傷性ストレスに対する乳児
の二つの異なる反応パターンにみられる精神生物学的変化は大きく異なって
いることを理解しておく必要があります。

　より具体的に述べると，「抗議」については，母親から分離させられた乳
児がすぐに見せる激しい怒りの反応から想像できるように，自分の身に起こ
った状況を危険なものとして (無意識的に) 即座に察知し，交感神経系が激

しく興奮する（過剰覚醒）とともに，扁桃体による情動的価値判断に基づいて「闘争‐逃走」反応が引き起こされます。

その後に作動するのが解離という病理的防衛です。今の外的状況があまりにも苦痛であるので，外界刺激を自分の身から切り離すことによって，自分の身を守ろうとする反応です。この反応は，先の過剰覚醒とは異なり，自律神経系が副交感神経優位となり，生き残るために情動エネルギーを保存し，死を装って受動的に自分を守ろうとします。ここで中心となって働いているのは，副交感神経系の中でも発生学的に古い背側迷走神経です。

以上からわかるように，過剰覚醒では交感神経系優位を示し，解離では副交感神経系優位というまったく対照的な精神生物学的変化を示しているのです。前者は容易に理解することができますが，後者については少し解説が必要でしょう。原始的防衛機制である解離がどのような性質を持つのかを理解する上で，まずは覚醒状態について考えてみましょう。

自律神経系覚醒の力動パターン

図3にみられるように，自律神経系覚醒の力動パターンは3つに分けることができます。中段が「適正な（中等度）覚醒」で，通常私たちが理性的に思考し行動することのできる状態を示しています。それに比して，上段は「過剰覚醒」で，交感神経系の興奮による「闘争‐逃走反応」や解離性激怒またはパニックを引き起こします。下段は「過少覚醒」で，副交感神経系の興奮による「不動」や「凍りつき」，あるいは解離性虚脱をもたらします。過剰覚醒でも心身にとっては危険な状態ですが，過少覚醒となると，生命にとっても脅威となり，非常に深刻なものといえます。この副交感神経系について発生学的に異なる2つの迷走神経があることをポージェスは発見し，それをもとに構築したのがポリヴェーガル理論です。

ポージェスのポリヴェーガル理論──発生学的に異なる二つの迷走神経

つい最近まで，自律神経は交感神経系と副交感神経系で構成され，両者が拮抗的に機能して生体の恒常性を司っていると考えられてきました。しかし，

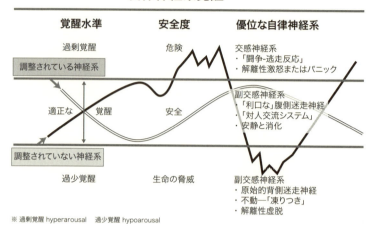

図3 調整および調整不全の自律神経系覚醒の力動パターン
出典 Wheatley-Crosbie, 2006; Levine, 1997, Porges, 2006, and Ogden, 2006などからの引用。(『精神療法という技芸の科学』p. 79)

　副交感神経系の機能を司る第Ⅹ脳神経である迷走神経は進化論的に古い背側迷走神経系と新しい腹側迷走神経系に分かれ，前者は生誕直後中心的役割を担い，危険や脅威に晒された時に原始的な自己防衛反応を引き起こします。後者は生後6カ月頃から思春期まで成長を遂げ，社会的交流を促進するための機能を司ります。このように最近になって，迷走神経は進化論的に階層性を有することが明らかになりました。図4はその知見に基づいたポリヴェーガル理論をわかりやすく図示したものです。
　乳児期の外傷体験によって「凍りつき」(擬死)や解離が引き起こされるのは背側迷走神経系の働きに依っています。危険を前にした際には交感神経系が優位となり「闘争‐逃走」反応が引き起こされますが，解離の際の背側迷走神経系による反応はより原始的で生体にとってより危機的なものです。この反応が常習化すると，その後の社会的交流を促進する腹側迷走神経系の機能は抑制され，孤立化の道につながり，多様な社会情動的発達が阻害されます。

第4章　初期発達におけるアタッチメント形成不全，脳の機能不全　83

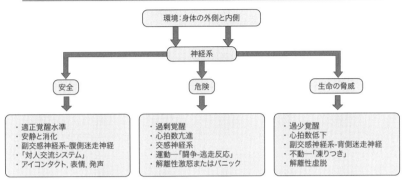

図4　ポージェスのポリヴェーガル・モデル
（『精神療法という技芸の科学』p. 90）

恥の双方向的調整は背側迷走神経系から腹側迷走神経系への移行を促す

　二者間での恥をめぐる交互作用では，養育者が乳児のストレス性の低覚醒状態を誘発した後，今度は乳児が恥状態を双方向的に調整すべく行動するようになります。そうすることで，恥を調節する養育者と乳児は，再び双方向的調整という精神生物学的な結びつきを作り出し，無気力な抑うつ状態を助長する乳児の背側迷走神経系副交感神経を介した低覚醒のスイッチを切り，より高いレベルの覚醒をサポートする交感神経系を活性化します。このように，ストレス調整を行う養育者は，乳児の発達途上の脳において，原始的な背側運動核迷走神経系から，後発の柔軟な腹側迷走神経系への移行を促すような行動を始めます。

　先のポリヴェーガル理論によれば，背側運動核の「植物的」あるいは「爬虫類的」迷走神経系が，固定化，死を装う，隠れるなどの行動で代謝活動を停止させるのとは対照的に，腹側疑核の「利口な」あるいは「哺乳類的」迷走神経系は，偶発的社会相互作用において，顔の表情（相互注視），発声，身振りによるコミュニケーション能力を可能にします。この双方向的調整に

より，受動的な対処から能動的な対処へ，そして否定的／受動的気分から肯定的／能動的気分への転換が生じるようになります。

　このような恥の調整の交互作用は，練習期の間に繰り返し行われ，誤調律状態や苦痛を与える感情への対処の特徴的で原型的なパターンが，最初のアタッチメント対象（主たる養育者）と子どもの間で発達していきます。そうすることで，乳児がある感情を経験すると，それに対する養育者の反応が，再会のエピソードにおいて感情を調整する双方向的表象として内在化されていくことになります。こうした内在化が内的作業モデルの構築を規定するとショアは述べています（『感情調整と自己の修復』pp. 167-168）。

　以上からわかるように，腹側迷走神経複合体が司る社会的交流が促進されるためには，より原始的な自律神経である背側迷走神経系の機能を抑制して，それに代わって腹側迷走神経系が活性化するようにもっていくことが大切になります。そこで鍵を握るのが乳児と養育者間で行われる双方向的感情調整なのです。それが可能になって初めて生体は真に「安全」で「安心」した状態になります。ポリヴェーガル理論に基づく治療の力点が，身体生理学的にいかに「安心」「安全」な状態をもたらすかに置かれるのはそうした理由に依っています。

■第4章の要点
① アタッチメント形成不全は多様な発達精神病理を生みますが，その特徴は，アタッチメント・パターンによって大きく異なった特徴を持つことを理解することが大切になります。
② 回避型では，調整過剰によって過度な抑制が働くことで，内在化発達精神病理が生まれます。
③ アンビヴァレント型では，調整不足によって外在化発達精神病理が生まれます。
④ 無秩序・無方向型では，自律神経が無秩序になりやすく，不連続で不安定な感情状態を呈するために過剰覚醒と解離が生まれます。

第 4 章 初期発達におけるアタッチメント形成不全，脳の機能不全　85

コラム 5 **アタッチメント・パターンの類型についての私見**

　アタッチメント研究において，表 2 （p.65）に示すアタッチメント・パターンは今や世界標準規格となり，必ずこのアタッチメント・パターンの特徴をもとに議論は展開されています。ただ，ここで踏み留まって少し考えてほしいことがあります。これは「新奇場面法における子どもの行動特徴」として描かれているものだということです。あくまで行動次元で観察者の推測も交えた描写です。ショアもこのアタッチメント・パターンの分類をもとに，調整理論を展開しています。ショアは「関係」と「情動」に焦点を当てた精神療法を目指しているにもかかわらず，乳児と養育者との関係の様相の描写では，行動記述優位な描写が大半で，乳児と養育者との間にどのような情動が立ち上がって，双方の動きが生じているのか，読み取ることができません。

　それには明確な理由があります。一つには，ショア自身が乳幼児の主たる養育者との「関係」のありようを実際に観察し，その結果をもとに自らの論を展開することができていないからです。さらに，乳児期という非言語的世界での親子の交流を描き出す際に，乳児のこころのありようを摑み取るためには，アタッチメントにまつわる行動次元の観察ではなく，「関係」と「情動」に焦点を当てた「間主観」的態度が求められるはずです。しかし，ショアに限らず，欧米のアタッチメント研究者は，近代科学が生み出した「客観性」という科学的態度への強い囚われから，行動次元の観察に踏み留まりがちです。（ショアの理論は，その典型で，徹底して可視化できない「間主観」の事象に対して，神経生物学的知見を状況証拠として，自らの精神療法の理論的展開を行っています。）さらに重要なことは，乳児期の非言語的世界は，アタッチメントにまつわる言動が中心を占めるにもかかわらず，「甘え」の世界を描き出す自国の言葉を持たないため，そこでの乳児の心の世界を描写できないのです。ショアの著書を読んでいて痛感するのは，私には「甘え」の言動であると思われる描写が少なくないことです。具体的には第 6 章の第 3 項「ショアの記述からみた『甘え』のアンビヴァレンス」を参照していただきたいと思います。

　こうして見ていくと，生後 1 年を過ぎてから乳児が養育者との間で体験する強い心理的葛藤である「恥」は，私がこれまで一貫して主張してきた「甘

え」にまつわるストレス体験であるアンビヴァレンスそのものだということがわかります。アタッチメント形成不全の子ども‐養育者関係の描写を通して,「情動」の世界が「関係」を通していかに大きく動揺を繰り返しているか,ショア自身が常に強調しています。当然,「甘え」も「甘えのアンビヴァレンス」も常に「関係」の中で変動を繰り返すという性質を有しています。それを「恥」という概念で説明することは,私から見ると一者心理学に逆戻りしたようにも感じられます。「関係」の中で変動を繰り返すという情動の特性は,「甘えのアンビヴァレンス」という概念化によって初めてその実態を摑み取ることができるのではないでしょうか。「甘え」という情動体験の可否は相手次第です。ここにも「甘え」という概念の二者心理学的意味合いが含まれていると思われるのです。

コラム6 ベイトソンの二重拘束

　グレゴリー・ベイトソン Gregory Bateson（1972, 2000）は統合失調症の患者とその親とのコミュニケーションに着目する中で,患者の身動きの取れない呪縛がどのような状況から生まれるか,ラッセル論理階型理論を援用しながら考えました。その成果が二重拘束 double bind という概念です。論理階型が異なることからくるクラスとメンバー間の不連続性のことですが,それをベイトソンは『精神の生態学 改訂第2版』の中で次のように述べています。

　　　コミュニケーションの現場,人間の心理の現実を問題とした場合,両者の不連続は絶えずかつ不可避的に破られる。この不連続性を破る一定の形式を持ったパターンが,母と子の間に見られる場合,アプリオリに,その当人にある病理が現れることが予測される。その病理の症状が,極端に進行したときには,統合失調症に分類するのが妥当な形式的特性をもつ。(pp. 289-290)

　二重拘束状況を浮彫りにする有名なエピソードは先述した（p. 69）通りですが,ベイトソンは,統合失調症の生成的過程について印象的な事柄を以

下に列挙しています。

① 二重拘束状況に囚われた患者の心に起こる無力感，恐怖，憤慨，激怒に対しては母親が何の感情も抱かず，冷淡な無理解をもってそれを見過ごしている。

② 患者の「病気」は，一面で，二重拘束状況に縛られ制御されることへの対処法であるように思われる。精神病患者がときどき口にする，含蓄のある，鋭い，多分に隠喩的な言葉は，自分を縛りつけている諸力について，当人がただならぬ洞察をもっていることを示している。

③ 二重に拘束されたコミュニケーション状況は，母親の心の保全にとってきわめて重要なものである。家族のホメオスタシスにとって必須のものである。(pp. 310-312)

しかし，ベイトソンは当初の統合失調症発生因としてのコミュニケーション病理を強調する立場を改め，以下に述べるように，二重拘束を幅広く認められる現象であると考えるに至っています。

「正常」との違いをあまりに強調することが問題を理解する助けになるとは思えない。私たちは統合失調症を，すべてのコミュニケーション現象に等しく重要な一般原理に関連する問題として見る。したがって「正常な」コミュニケーション状況のなかからも，統合失調症の理解に役立つ類似の現象を多く見出しうることを，私たちは前提とする。(p. 311)

第5章　右脳精神療法における治療機序
——治療の中心は感情調整である

　ショアは『右脳精神療法』(2019) の前著『精神療法という技芸の科学』(2012) で自らの提唱する精神療法を「感情調整療法 Affect Regulation Therapy: ART」と称しています。調整理論に基づく精神療法の核心となるのが感情調整だからです。ショア自身，すべての仕事の中心にあるテーマは「人間の経験のさまざまな重要な側面における感情過程の一義性の探求である」(『精神療法という技芸の科学』p. 72) とし，感情の一義性，つまり感情という精神生物学的現象は人間の体験の底 (最深部)，源泉だといいます。

　前章の最後の節で取り上げたように，本来であれば，恥を体験して過剰覚醒あるいは過少覚醒状態に陥った乳児は，感性豊かで調律された養育者によって双方向的に調整されるか，自己調整することによって，感情の抑制あるいは回復が図られます。覚醒と情動の調整不全は，主に生後1年半の間にアタッチメントにまつわる望ましい乳児 - 養育者二者関係の体験が持てなかったことに依っています。つまり，精神病理発生の根本原因は感情調整不全にあるのです。だからこそ感情調整によって，すべての精神病理の治療さらには予防が可能になるとショアは主張しています。

　したがって，アタッチメント形成不全によって感情調整が損なわれている患者に対する精神療法では，本来養育者が担うはずであった，断裂された二者関係を修復する機能を治療者が代わって担うことになります。

　本章でショアの感情調整療法の本丸に入りますが，その前提として考えておかなければならないことがあります。**図3** (p. 82) で示したように，覚醒と感情は不可分で未分化な状態として密接に連関しながら機能しています。過剰覚醒であれば，情動は激しい興奮状態になっていますし，過少覚醒であ

れば，情動は激しい抑うつ，あるいは無意欲，無気力，虚脱状態になっています。このように見ていくと，覚醒度が過剰であっても過少であっても，そのような状態にある患者にすぐさま治療的対応を取ることは至難の業です。そこでまず考えなければならないのは，覚醒度の違いによって，つまりは過剰覚醒や過少覚醒と，中等度の（適正な）覚醒では，左右の大脳半球の働きが大きく異なっていることです。その点について，ショアは「感情耐性の窓」という概念を用いて分かりやすく解説していますので，そこから入っていきましょう。

1．「耐性の窓」と「感情耐性の窓」

ショアは，感情調整療法は「感情耐性の窓を調整する境界の限界域で」実行されると述べていますが，「感情耐性の窓 window of affect tolerance」という用語を説明する際に，類似の概念である「耐性の窓 window of tolerance」と対比して以下のように述べています。

　……「感情耐性の窓」という用語に注目してほしい。これは，二次過程認知[注1]（意識的，言語的，明示的）および線条体の運動活動（自発的行動，すなわち制御され表に現れた行動）を維持するための最適水準の覚醒の範囲を説明する「耐性の窓」という通常の概念とは異なる。これらの「認知的および行動的」機能は，高いまたは低い覚醒範囲ではなく，古典的な「逆U字」で表される中等度の覚醒範囲に依存している。非常に低いまたは非常に高い覚醒水準（逆U字の尾部）では，言語認識や分析処理などの左脳機能が混乱し，効率が低下する。最適な言語処理と表に現れた行動表現に関するこの（耐性の）窓は，左半球の機能を維持する中等度覚醒水準を反映している。現在の認知‐行動的で洞察主導型の臨床モデルと心理カウンセリングは，この覚醒範囲で機能し，これらの左半球機能に焦点を当てている。
　一方，右脳は，その独特の無意識の精神生物学的機能を維持するために，

注1）フロイトが提起した心的装置が機能する二つの基本的な（精神）過程で，一次過程 primary process は無意識的な心の働き，二次過程 secondary process は意識的および前意識的な心の働きを指す。

異なるより広い範囲の覚醒耐性を持っている。このシステムは，非常に高いまたは非常に低い覚醒水準で作動することができるため，非常に高いまたは非常に低い水準の代謝エネルギーで，適応的生存およびコミュニケーション機能の幅広いスペクトルを維持することができる。これらの極度のストレス下では，意識的心の左脳機能の効率は低下するが，（逆U字のどちらかの尾部の）右脳機能はより組織的かつ効率的になるため，左脳機能よりも優位になる。したがって，右脳の「感情耐性の窓」とは，さまざまな陽性あるいは陰性の情動および動機付け状態に対する覚醒の最適な範囲を指し，覚醒強度は極端に高いものから極端に低いものまでさまざまである。この感情耐性の範囲は，病理的解離という情動的鈍麻による防衛において厳しく制限されている。……感情に焦点を当てた精神療法の目標は，陰性および陽性感情耐性の拡張である。

(『精神療法という技芸の科学』pp. 91-92)

　一般によく行われているカウンセリングや，精神療法の中で最もよく知られている認知行動療法の場合，患者も治療者も落ち着いた心理状態であることが前提となります。合理的な思考が有効に機能する心理的状態にあって初めて言語を中心とした治療が可能になるからです。その場合，覚醒度は中等度つまり，患者も治療者も落ち着いて相手の話を聞き，理解することができる意識状態にあることが求められます。この場合，「耐性の窓」，つまり「左半球の機能を維持する適度な覚醒水準」で治療は行われます。「耐性の窓」と「感情耐性の窓」の特徴を筆者なりに分かりやすく示したものが**図 5** です。中央の「逆U字」の頂点にあたる箇所が，中等度の覚醒状態で冷静な言動と言語的コミュニケーションを可能にする最適な覚醒範囲を示しています。ここでは左脳が司る二次過程である意識的，言語的な認知や行動が中心となって機能しています。

　「耐性の窓」は左半球の機能を反映しています。それとは対照的に，「感情耐性の窓」は右脳の機能を反映したものです。図5の中央の「逆U字」が左半球の機能を反映しているのとは対照的に「逆U字」の左右の尾部（最下部）は，左脳の機能効率が著しく低下し，合理的な思考はほとんど働かなくなります。しかし，「右脳は，その独特の無意識の精神生物学的機能を維持する

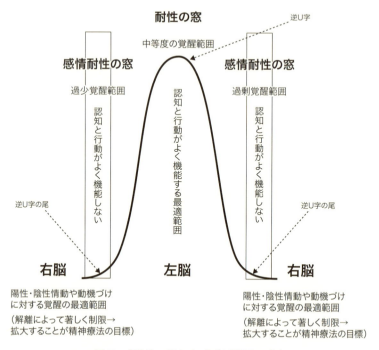

図5 「耐性の窓」と「感情耐性の窓」

ために，異なるより広い範囲の覚醒耐性を持っている」ために，「このシステムは，非常に高いまたは非常に低い覚醒水準で作動すること」ができます。極度のストレス下にあってこの左右の尾部（最下部）において，右脳機能はより組織的，効率的になります。

　以上から，左右の大脳半球で許容できる覚醒度に大きな差異があることがわかります。このことは感情調整療法において非常に重要なポイントで，感情調整においては右脳機能に大きく依存していることの根拠でもあります。よって，感情調整療法は，患者がこれまで耐えがたかった感情的ストレスに少しずつ耐えることが可能になるように，患者との間で双方向的に感情調整を行うことに焦点を当てることになります。そうすることで患者の陰性および陽性の感情耐性の窓は拡張されていくことになるのです。

2．感情耐性の窓を調整する境界の限界域

「さまざまな陽性あるいは陰性の情動および動機付け状態に対する覚醒の最適な範囲」を指す右脳の「感情耐性の窓」において「覚醒強度は極端に高いものから極端に低いものまでさまざま」です。特に感情調整療法を行うにあたって問題となるのは，この「感情耐性の範囲が，病理的解離という情動的鈍麻による防衛において厳しく制限されている」ことです。そこで重要な鍵となるのが「感情耐性の窓を調整する境界の限界域」で働きかけることです。

ここで「感情耐性の窓を調整する境界の限界域」について分かりやすく図示して説明しましょう。**図6**はショアが『右脳精神療法』で用いた図（図7.1[注2]，p. 245）に倣って筆者が作成したものですが，図5を90度回転して示しています。中段は「耐性の窓」，上段と下段は「感情耐性の窓」を表しています。この図で中等度の情動覚醒領域の上端と下端の四角の枠で囲っているのが「感情耐性の窓を調整する境界域」を指し，その中の波線は情動状態を表しています。

この図は感情調整が良好な状態であることを示したもので，「感情耐性の窓を調整する境界域」内の波線は穏やかな線で描かれ，落ち着いた情動状態であることがわかります。このように情動調整が良好な状態では，「感情耐性の窓を調整する境界域」は広くなっています。

では虐待やネグレクトによって生起する解離は図6をどのように変えるのでしょうか。図6と対比するかたちで示したのが**図7**です。調整されていない神経系では図7に描かれているように，情動は不規則な変動を繰り返し，「感情耐性の窓を調整する境界域」も狭くなります。「境界域」が狭いという

注2）原本ではこの図の上段が 'increasing sympathetic hyperarousal'，下段が 'increasing parasympathetic hyperarousal' となっているため，『右脳精神療法』では，上段「交感神経系の過覚醒」，下段「副交感神経系の過覚醒」と訳している。後で読者から指摘を受けて気づいたが，原本の下部は正しくは 'increasing parasympathetic hypoarousal' である。つまり原本自体に誤記があったことがわかった。よって本来であれば，上段は「交感神経系の過剰覚醒」，下段は「副交感神経系の過少覚醒」と訳すべきであった。修正し慎んでお詫び申し上げる。

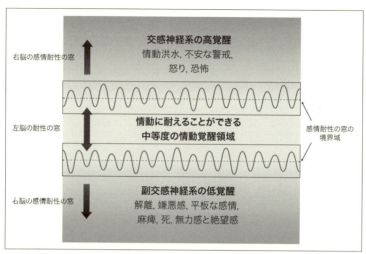

図 6 左脳の耐性の窓，右脳の感情耐性の窓，感情耐性の窓を調整する境界域
（『右脳精神療法』図7.1, p. 245を一部改変）

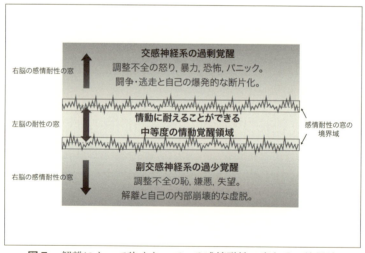

図 7 解離によって狭くなっている感情耐性の窓とその境界域
（『右脳精神療法』図7.1, p. 245を一部改変）

ことは，感情耐性が脆弱で，少しの負の感情にも耐えることができず，解離反応をもたらしやすいことを示しています。よって，感情調整によってこの「境界」を広げることができれば，感情耐性の窓は広がり，情動は安定し，過剰覚醒や過少覚醒によって生じる強い負の感情にも耐えることができるようになります。よって，この狭い境界域で感情調整をいかにして試みるか，そこに治療者の真価が問われることになります。

　以上を踏まえた上で，ショアは感情調整療法の治療機序を具体的にどのように論じているか，みていくことにしましょう。

調整不全のストレス反応は，調整境界圏内の限界域の上限で誘発される

　エナクトメント[注3]は「無意識の圧倒的な感情」を表現し，解離された感情と同等である……カッソーラ Cassorla（2008）は，エナクトメント前には外傷の状況が「**凍結され，公然と姿を現わすことはない**」と述べているが，エナクトメントの瞬間には状態の変化が起こり，それまで**凍結されていた**「外傷が復活し」，それは「それまで詰まっていた不安を解放する」。凍結は，恐怖による無言と麻痺（左脳による運動と言語の抑制），および凍結された防衛反応（凍結された闘争または凍結された逃走）で表わされる。交感神経系と背側迷走神経系副交感神経系の，この同時的で大規模な活性化は，高覚醒の不動状態を誘発し，関連する身体的記憶をも伴う。以前の研究で，私は外傷処理における凍結反応の重要性を説明する中で，交感神経系過剰覚醒を超えた，背側迷走神経系副交感神経系優位な過少覚醒の共活性化として神経生物学的に特徴づけてきた（Schore, 2009a）。感情耐性の右脳の窓の上部と下部との間に振動（揺れ動き）がある（図3.1［本書**図3**］p. 82を参照）。ポージェスのポリヴェーガル・モデルの用語では，患者は危険な状態と生命の脅威の状態の間を揺れ動いているということになる（図3.5［本書**図4**］（p. 83）を参照）。

注3）enactment：原義は「行動に表れること」。当人が必ずしも意識できないような個人的な動機が，行動により表現されること。転移 - 逆転移関係をエナクトメントと呼び換えることもある（岡野憲一郎，精神分析事典，2002, pp. 41-42）。ショアは「双方が相手の行動の結果として経験する二者関係内で起こる事象」（McLaughlin, 1991, p. 611）の定義を採用している（『感情調整と自己の修復』p. 29）。

したがって，「感情的」「社会的」右脳の感情耐性の窓は，さまざまな右脳の感情と動機付け状態の最適な覚醒範囲を指し，覚醒の強さはさまざまである（たとえば，高覚醒：交感神経系の覚醒——恐怖，怒り，喜びなど。低覚醒：副交感神経系の覚醒——恥，嫌悪感，どうしようもない絶望など）。しかし，感情耐性の各々の窓には限界があり，それは調整された情動を維持できる範囲である。調整不全のストレス反応は，調整境界圏内の限界域の上限で誘発される。白い四角の枠内は調整不全のストレス反応を表しており，重度の覚醒（エネルギー代謝）の変化により，右脳の皮質成分と皮質下成分が切り離される。これらの神経生物学的事象は，暗黙的自己の低覚醒の虚脱か，あるいは高覚醒の爆発的断片化で表現される。

(『精神療法という技芸の科学』pp. 192-194)

　「感情耐性の各々の窓には限界があり，それは調整された情動を維持できる範囲」を示しますが，「調整不全のストレス反応は，調整境界圏内の限界域の上限で誘発される」ため，「感情耐性の窓を調整する境界の限界域で」の治療的働きかけが重要になってくるのです。そこで「感情耐性の窓を調整する境界の限界域」についてショアは以下のようにわかりやすく解説しています。

「感情耐性の調整境界の限界域」は「情動発達の最近接領域」である

　感情耐性の調整境界の限界域は，患者の未熟な，または遅れた右脳の情動発達の領域を構成し，ヴィゴツキー Vygotsky（1978）の認知的「発達の最近接領域」の情動版であり，「今は形成途上にある状態の過程によって占められている」。ヴィゴツキーは「最近接領域は，まだ成熟していないが成熟過程にある機能，近いうちには成熟するが現在は萌芽的状態にある機能と定義する」（Vygotsky, 1978, p. 86）と推測していた。社会的学習体験は，「[個人]が人々と交流しているときにのみ作動することができる，さまざまな内的発達過程を喚起することによってこの領域を創造する」（Vygotsky, 1978, p. 90）。……調整境界のこれらの限界域は，「情動発達の最近接領域」を示す……。

(『精神療法という技芸の科学』p. 188)

ここでショアは，発達心理学を学んだ人には馴染み深いロシアの発達心理学者ヴィゴツキーを取り上げています。ヴィゴツキーの「（認知）発達の最近接領域」は，「まだ成熟していないが成熟過程にある機能，近いうちには成熟するが現在は萌芽的状態にある機能」を指し，発達に問題を抱えた子どもたちに対する発達支援ではこの領域に働きかけることが大切であるとし，今では発達支援での基本とされているものです。それになぞらえて「感情耐性の窓を調整する境界の限界域」とは「情動発達の最近接領域」のことだとショアは述べています。これはなかなかの卓見です。

3．感情耐性の窓の両限界域で働きかける際の臨床原則

安全な環境の文脈の中で，感情的に許容できる用量で

> ……調整境界で治療操作を行うという臨床原則は，次の言明で表現されている。すなわち，感性豊かで共感的な治療者は，患者が**安全な環境の文脈の中で，感情的に許容できる用量で**非常にストレスの多い調整不全の感情を再体験できるようにするために，圧倒的な外傷感情を調整する。その結果，患者の情動生活に統合することができる（Schore, 2003）。この治療原則は，「段階的ストレス感化」──軽度のストレスの多い挑戦的な経験への早期の曝露──が，覚醒調整を制御する腹内側皮質の髄鞘形成を促進するという発達神経生物学的エヴィデンスに基づいている（Katz et al., 2009）。
>
> この感情原理は臨床モデルにも定着している。ブロンバーグ（Bromberg, 2006）は，患者が何らかの感情的ストレスに意識的に耐えなければならないことを明確に示唆しており，治療関係は「安全だとは感じるが，完全に安全ではない」必要があると指摘している。したがって，軽度から中等度の水準の覚醒の左脳の窓に常に留まる治療は，「安全すぎる」ため，ストレスの多い感情や潜在的にその後に生じる調整にアクセスすることはできない。
>
> （『精神療法という技芸の科学』pp. 194-195）

感情調整療法は「感情耐性の窓を調整する境界の限界域で」行う必要があると，ショアはいいます。ただその時，患者はもちろんのこと，治療者自身

98

の感情耐性も問われることになります。なぜなら，あまりにも強烈であるために患者が切り離していた感情が，間主観的領域で意識的に気づかないところで，治療者にも同期（共鳴）することによってそれまで自身の中に潜在化していた強烈な感情が賦活化され，それを感じざるを得なくなります。それは「内臓」反応として体験されるとショアは述べています。つまりは，治療者は自律神経系の反応として体験する[注4]のです。それは自らの身体を通して感じる苦痛な体験ですから，治療者の感情耐性が問われます。それが可能になって初めて，患者は過去の解離されていた強烈な感情が立ち上がったとき，解離せずに再体験する道が切り拓かれていくことになるのです。

　その際，患者がこれまで解離することによって回避してきた苦痛な感情体験を，回避することなく，再びその苦痛に耐えて味わわなければならないわけですから，患者は感情的ストレスに耐えることができるようになるためには，苦痛な体験であっても自分は守られて大丈夫だ，「安全だと感じる」ことができなくてはなりません。ただ，それと同時に「完全に安全ではない」と感じられることが必要だといいます。認知行動療法のような「軽度から中等度の水準の覚醒の左脳の窓に常に留まる治療は」「安全すぎる」ため患者が体験してきた感情的ストレスに治療の中でアクセスすることはできないとショアは述べています。「患者が**安全な環境の文脈の中で，感情的に許容できる用量**で非常にストレスの多い調整不全の感情を再体験できるようにする」とはそのようなことを意味します。

　実際の覚醒度が「感情耐性の窓」でどのような質と広がりを持っているかを想像してみてください。あまりにも覚醒度が高すぎれば（低すぎれば），患者に容易に解離という原始的防衛機制が作動します。よって極力覚醒度が高すぎない（低すぎない）程度の覚醒状態で治療を試みる必要があります。患者の（これまで解離されてきた）感情に触れる訳ですから，極力解離反応が誘発されない程度に，患者の感情が調整されていなければなりません。もし調整されなければ，極端な覚醒が再び解離を誘発することになります。し

注4) このような現象はこれまで精神分析では「転移‐逆転移」の文脈で語られてきたものである（pp. 109-114）。

たがって，「微量の形で，新たな回避を引き起こさないように十分に調整されていること」が大切になります。その際，各事例においてはそれぞれ具体的に取り組まなければなりません。一律にはいかないのです。ここが非常に難しいところで，治療者の感性とさじ加減が問われるところです。

4．感情耐性の窓を調整する境界の限界域での体験とはどのようなものか

高揚した感情の瞬間

　　エナクトメントの高揚した感情の瞬間には，患者の情動的コミュニケーションに対する治療者の右脳（左脳ではなく）の受容性が不可欠である。なぜなら「実際，右半球は自分自身の脳だけでなく，他者の脳（および心）の精神状態を正確に解釈する[注5]からである」(Keenan, Rubio, Racioppi, Johnson, & Barnacz, 2005, p. 702)。

　　　　　　　　　　　　　　　　　　　（『精神療法という技芸の科学』p. 182）

　先述した「感情耐性の窓を調整する境界の限界域で」働きかけるとは，実際の臨床現場で治療者にとってはどのような体験なのでしょうか。そこで参考になるのが，『右脳精神療法』によく出てくる「高揚した感情の瞬間」です。ショアは「高揚した感情の瞬間」は，「感情耐性の窓を調整する境界の限界域」で起こると述べています。この瞬間こそ感情調整療法の最大の好機だともショアは幾度となく強調しています。これは，患者と治療者との無意識的コミュニケーションにおいて，相互の情動，とりわけ調整されていない強烈な情動が立ち上がる瞬間を指します。治療者として関与している時にもっとも緊張を強いられ，人によっては恐怖や不安を感じる時です。そこでは治療者の受容性が求められます。恐怖や不安に耐えると同時にそうした感情の動揺を受け止め，自己調整しなければならないからです。

注5) 無意識的コミュニケーションにおける事象は双方に間主観的に同期されるからである。

エナクトメントの瞬間に間主観的領域で展開されるのは，患者と治療者の双方の過去のストレスの多い側面だけでなく，それぞれが初期の歴史で使用した対処法でもある。

（『精神療法という技芸の科学』p.184）

　高揚した感情の瞬間には，患者のみならず治療者の発達初期に感情的ストレスにどのような対処してきたか，そこで身につけた対処法（防衛機制）が顕在化することになります。それがエナクトメントの重要なところで，そこで初めて治療的働きかけが可能になっていきます。

神経生物学的観点から

臨床的エナクトメント──間主観的領域内の右脳の感情耐性の窓での取り扱い

　臨床的エナクトメントの高揚した感情の瞬間に，感情調整療法の発達志向的精神分析的観点は，この精神神経生物学的領域で作動する。患者と治療者の間で共同で創造された治療同盟が安定化するような作業では，患者のアタッチメント・システムが再活性化される。これには，安全感と信頼感という暗黙の感覚が徐々に増大するだけでなく，右脳の自伝的エピソード記憶の再体験も伴う（Brand & Markowitsch, 2008; Markowitsch, Reinkemeier, Kessler, Koyuncu, & Heiss, 2000）。マンシア Mancia（2006）は次のように説明している。「潜在記憶の発見は無意識の概念を拡張し，これが原初の母子関係の情動的および感情的──時には外傷的──そして前象徴的および前言語的な経験が保存されているところであるという仮説を支持する」（p. 83）。これらの再エナクトメントされた状態依存性外傷性暗黙的手続き記憶は，調整不全の交感神経系および副交感神経系優位な感情状態によって特徴づけられる，高（過剰覚醒）および低（過少覚醒）覚醒状態にコード化される。
　治療的二者関係の双方のメンバーは，右脳システムを利用して，この過剰覚醒または過少覚醒の状態に依存する記憶システムにアクセスする必要がある。以前の著書（『感情調整と自己の起源』）で私は以下のように述べている。

　感情が負荷された情報の状態依存的学習の関連原則に照らして（Reus,

第5章　右脳精神療法における治療機序　*101*

Weingartner, & Post, 1979) ——対象者の現在の状態が，情報が取得
されたときの状態と異なる場合，情報の検索は最小限に抑えられるとい
う状態依存的想起（Bower, 1981）——特定の身体状態に達成すること
は，特定の認知にアクセスするために必要であり，状態を切り替えるこ
とで，質的に異なる感情に満ちた自伝的記憶とさまざまな精神生物学的
動機への完全なアクセスが可能になる。……これにより，通常は防衛さ
れ回避される状態での状態依存的学習の機会が可能になる。(Schore,
1994, p. 364)

（『精神療法という技芸の科学』pp. 191-192）

　ここで論じられている「感情が負荷された情報の状態依存的学習の関連原
則」とは，治療者が患者との無意識的コミュニケーションにおいて，患者の
潜在記憶は「調整不全の交感神経系および副交感神経系優位な感情状態によ
って特徴づけられる，高（過剰覚醒）および低（過少覚醒）覚醒状態」によ
ってコード化されているために，治療者も同様の覚醒状態にあって初めて潜
在記憶にアクセスすることが可能となり，そこでの学習も可能となるという
ことを意味しています。つまり，患者と治療者双方が同じ覚醒状態にあるこ
とによって，そこで初めてこの種のコミュニケーションが成立し，患者の潜
在記憶にアクセスすることが可能となり，二者間での学習の道が切り拓かれ
るということになります。患者のみならず治療者自身も「感情耐性の窓」を
広げることが求められるのはそのためです。

5．修正情動体験

情動体験を言語化する

　また，眼窩前頭葉システムが「情動関連学習」に関与し（Rolls, Hornak,
Wade, & McGrath, 1994），人生の後期を通じて可塑性を保持しているとい
う文献的発見（Barbas, 1995）は，発達に基づいて，感情に焦点を当てた
精神療法が，初期のアタッチメント・パターンをいかに変化させるかを理解
する助けになるかもしれない。ハリリ Hariri，ブックハイマー Bookheimer,

マジオッタ Mazziotta による機能的磁気共鳴画像法による研究では，特に右前頭前野の高い領域が，脳の最も基本的なレベルで情動反応を減衰させること，そのような調整過程が「現代のほとんどの精神療法的手法の基本」であること（2000, p. 43）が証明された。この局在化された新皮質のネットワークは，「感情表出の解釈とラベル付けを通じて，情動体験を調節する」(p. 47）ことに有効であり，「この調節の形態は，さまざまな情動障碍で損なわれている可能性があり，これらの同じ障碍の治療の基礎を提供する可能性がある」(p. 48）ことを述べている。この過程は「生で感じたことを象徴に」変える（Holmes, 1993, p. 150)，治療的ナラティブ構成の中心的要素である。この「大脳辺縁系を調節する新皮質ネットワーク」は，アタッチメント力動を調整する右に局在化された眼窩前頭葉システムと同じものである。したがって，母子の心理的調律のアタッチメント・モデルは，発達と精神療法の双方における共感過程の起源を探求し，治療同盟内で作用する成長促進因子のより深いメカニズムを明らかにするために用いることができる（Schore, 1994, 2002を参照せよ）。

（『感情調整不全と自己の障碍』pp. 69-70)

　このようにして患者，治療者双方にある種の情動が共有されていきますが，そこでつぎに重要となるのが，治療者が患者の情動をいかにして映し返していくか，ということです。初期に患者が解離して自ら主体的に体験したことのなかった感情を，感情調整療法において治療者は，患者自らが体感することができるように間主観的に調整することになりますが，当初患者は，それまで切り離していた感情を体感したとしてもそれが何を意味するのか，どのような感情なのか，ほとんど気づくことはできません。よって，患者とともに間主観的コミュニケーションにおいて体感した感情体験を，どのようなものか，治療者は自らの体感を元に言語化して患者に気づいてもらうことが大切になります。「生で感じたことを象徴に」変えるとは，そのことを指します。

修正情動体験

感情に焦点を当てた長期精神療法は，修正情動体験を生み出すことができる。古典の著作で，アレクサンダー Alexander とフレンチ French は次のように主張している。

> 病因論に根ざした精神療法のすべての形態において，基本的な治療原理は同じである。すなわち，より好ましい状況下で，過去には対処できなかった情動的状況に患者を再び晒すことである。患者は，助けられるために，以前の経験の外傷的な影響を修復するのに適した修正情動体験を持たなければならない。(1946, p. 46)
>
> （『精神療法という技芸の科学』p. 140）

以上の治療過程を経ることによって，患者はこれまで体験してこなかった（意識化できなかった）感情の意味を知ることができるようになっていきます。これが「修正情動体験」といわれるものです。感情調整療法の最終目標はここに置かれています。

6．2つの神経生物学的退行――局所論的退行および構造論的退行の神経精神分析

感情調整療法で鍵を握るのは，治療者が患者との二者関係において，調律を合わせ，同期しながら，患者の情動調整不全を修復していくことです。こうした情動的，つまりは無意識的コミュニケーションの世界での関係を生み出すためには，治療的退行が求められます。『右脳精神療法』で，ショアは患者 - 治療者の二者双方間の相互退行を詳細に論じています。

2つの退行――局所論的退行と構造論的退行

ショアは患者治療者間の相互退行には2つの種類があるといいます。それが**局所論的**退行と**構造論的**退行です。この2つの差異は，フロイトの無意識に関する局所論と構造論に基礎を置いていることは言うまでもありません。

そこでまずは無意識の局所論と構造論について、ショアがどのように考えているかを見ていくことにしましょう。

　二つの脳ないし二つの心のシステムは、退行メカニズムを介して意識的機能から無意識的機能に移行する。フロイトのメタ心理学的モデルを現代神経精神分析的に翻訳すると、後に形成される意識的な心からそれより早く進化する無意識的な右心へ、という２つの異なる退行メカニズムが説明できる。この階層モデルでは、進化する高次機能は、さらに自動化されより一層組織化された低次機能に取って代わり、低次機能を抑制する。**図3.1［本書図８］の順序を逆に見ていくと、「高次」機能から「低次」機能への退行は「高次機能を脱ぎ去ること」そして「同時に低次機能を解放もしくは表現する」**ことを示している。

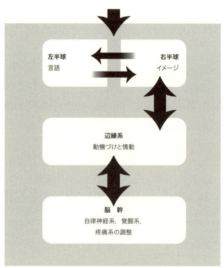

図８　「低次」の無意識的暗黙的処理過程、すなわち早期の発達途上の右脳と、次に起きる「高次」への接続、すなわち後に発達する左脳の意識的明示的システム。図の右側にある右脳の縦軸に注目せよ。アラン・N・ショア（2012）『精神療法という技芸の科学』p. 82から引用。　　　　（『右脳精神療法』p. 60）

第5章　右脳精神療法における治療機序　　105

　　フロイトの退行概念に関するさらなる再定式化で，私は2種類の神経生物
学的退行を提案する。つまり，半球間の**局所論的**退行（意識の左前頭前野か
ら前意識の右前頭前野への水平方向の状態の切り替え）と半球内の**構造論的**
退行（右脳の高次から低次へ，下部方向の皮質から皮質下へ，右脳の前意識
から深い無意識の水準へ，垂直方向の階層状態の切り替え——図3.1［本書
図8］の水平矢印と垂直矢印を参照せよ）である。したがって，局所論的退
行は，後に発達する意識的な「左心」からそれより早く発達する無意識的な
「右心」への精神内の移行を表している。それとは対照的に，構造論的退行は，
情動処理を行う無意識的な心の「高次の右脳」から「低次の右脳」への移行
を表している。

（『右脳精神療法』pp. 57-59）

　　局所論的退行は当事者の半球間での移行で，意識の左前頭前野から前意識
の右前頭前野への水平方向の状態の切り替えを指します。後に発達する意識
的な「左心」からそれより早く発達する無意識的な「右心」への精神内の移
行を意味します。左皮質表層の心の背後にある左に局在化された意識的な心
から右皮質の前意識的な心への移行と言い換えることもできます。これは左
右半球間の連結を担う脳梁が脱抑制することを意味します。

　　クリスKris（1952）の自我の統制下での退行の定義は，眼窩前頭皮質実行
　　システム，つまり「情動脳の思考する部位」（Goleman, 1995）の優位性を
　　解放する，左背外側皮質の実行システムの精神機能水準の，部分的で，一時
　　的で，制御された低下を意味する。この左背外側前頭前野から右眼窩前頭前
　　野への移行は，退行の本質的なメカニズムである，二次過程から一次過程へ
　　の機能移行を表している。

（『右脳精神療法』p. 115）

　　これまで「自我の統制下での退行」といわれてきた心的現象は局所論的退
行を意味しますが，それに比して，構造論的退行は当事者の半球内での移行
で，右脳の高次から低次へ，下部方向の皮質から皮質下へ，右脳の前意識か
ら深い無意識の水準へという垂直方向の階層状態の切り替えを指します。情

動処理を行う無意識的な心の「高次の右脳」から「低次の右脳」への移行とも言うことができます。意識的には気づかない水準にあるもう一つの心，すなわち身体に基盤を持つ無意識，深い無意識的な心への退行です。

無意識の心の階層的組織化

　フロイトの局所論的モデルと構造論的モデルの統合に関するこの神経精神分析的概念化は，意識，前意識，および無意識の心の階層的組織化を論じている。フロイトの意識，前意識，およびサブリミナルな無意識の三分割の分類法は，現在，科学的文献に再登場している（Dehaene et al., 2006）。私の神経精神分析モデルでは，局所論的退行における半球優位性の移行を介してアクセスされる，左皮質表層の心の背後にある左に局在化された意識的な心と右皮質の前意識的な心を論じている。そして，意識的には気づかない水準にあるもう一つの心，すなわち身体に基盤を持つ無意識——深い無意識的な心は，構造論的退行を介してアクセスされる。「水平の」局所論的退行に関して，ケイン Kane（2004）は，自我の統制下での退行の創造的な瞬間における半球優位性の移行は，脳梁の脱抑制，すなわち「正常な半球間コミュニケーションの突然の一時的な消失または減少，右半球に位置した抑制の解除」を伴うと述べている。臨床文献では，J. サンドラー Sandler と A. M. サンド

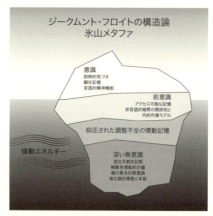

図9　フロイトの氷山メタファの更新の改訂
（『右脳精神療法』p. 62）

第5章　右脳精神療法における治療機序　*107*

表6　左脳と右脳の対比

大脳半球	意識性		中心的な精神機能	大脳部位	中枢神経系／自律神経系	認知特性
左半球	意識的心	明示的	意識的認知	皮質系	中枢神経系（CNS）	合理的認知
右半球	無意識的心	暗黙的	身体に基盤をもつ感情	皮質下系	自律神経系（ANS）	直感的認知

表7　4層の意識性

意識性	意識の有無	大脳内の局在性	左右の半球性	大脳内の連結性
意識	有	左半球	左前頭前野	大脳皮質言語野
前意識		右半球	右前頭前野	右眼窩前頭皮質辺縁系
無意識	無	大脳辺縁系		前帯状内側前頭回系
深い無意識		自律神経系，覚醒系		皮質下扁桃体

　ラー Sandler（1986）は，退行を「過去の機能様相の解放と脱抑制の過程」
と定義している。
　フロイトの局所論的モデルと構造論的モデルのこの更新された統合は，神
経生物学的更新でもフロイトの氷山の視覚的メタファで表すことができる（図
3.2［本書**図9**］）。このモデルには，抑圧，解離，内的作業モデル，および
右に局在化された無意識システムの暗黙の機能に関する以前の議論が組み込
まれている。

（『右脳精神療法』p. 59）

　ここでショアは無意識の心の階層的組織化についても論じています。参考
までに，**表6**に左脳と右脳の特徴を対比して示し，ショアが意識性を4層
に分けて考えていますので，それを**表7**に示します。

左脳から右脳への脳梁の移行──情動体験を言語化する

　2つの退行について纏めると，次のようになります。
　外傷的感情を調整するためには，どうしても外傷的感情が再活性化される
必要がありますが，そのためには，治療者も外傷的感情が潜在的に記憶され
ているところまで退行することが求められます。それが構造論的退行です。
これは，治療者自身の「半球内での移行で，右脳の高次から低次へ，下部方

向の皮質から皮質下へ，右脳の前意識から深い無意識の水準へという垂直方向の階層状態の切り替え」を意味します。

　そのつぎに必要となるのは，再活性化された外傷的感情を患者と治療者が一緒になって言語化することが必要になっていきます。ここで求められる退行が局所論的退行になります。これは「当事者の半球間での移行で，意識の左前頭前野から前意識の右前頭前野への水平方向の状態の切り替え」を意味します。

　このようにして，左脳から右脳へ，あるいは右脳から左脳へ，相互に柔軟に脳梁を移行することができるようになることが，情動体験を言語化する上で不可欠な神経生物学的構造の変化です。

> 「戻る行為，元の場所に戻ること」，「発達のより早期の段階に戻る過程，または戻る傾向」は，個人内の孤独な退行としてだけでなく，対人関係内での相互退行として臨床文献に再統合する必要がある。患者と治療者の半球優位性が，後期に成熟する左半球から早期の発達途上の右半球の「自己の起源」に同期して移行することで，より良い統合につながる潜在的な再組織化を促進できる基盤と起源に戻ることができ，その結果，より良い統合が導かれ，創造的な「新たな始まり」が生まれる。
>
> （『右脳精神療法』p. 63）

　ショアは，「右半球の『低次』は体験された『真の情動』を自動的に生成し，左半球の『高次』は意識的に情動を分析し意図的な制御に服従させる」（Gainoti, 2005）と述べています。こうして「より良い統合が導かれ，創造的な『新たな始まり』が生まれる」ようになります。

２つの相互退行──局所論的相互退行と構造論的相互退行

　先の局所論的退行と構造論的退行は，ともに精神内での退行現象を意味し，一者心理学的視点に立つ従来の考え方ですが，ショアはフロイトの退行の概念を対人的相互退行現象という二者心理学的視点に立つ現象として，治療的二者双方のメンバーが同期された相互作用によって調整された退行である

と指摘しています。つまり，患者 - 治療者の二者間での構造論的相互退行は，強い無意識の解離された感情と無意識の抑圧された感情を検出し，交互に作用し調整できる無意識のコミュニケーション・システムを共同で創造することを促進するようになります。

　以上から，局所論的相互退行は，水平方向の右に局在化された皮質 - 皮質回路の脳間同期を促進し，構造論的相互退行は，垂直方向の右に局在化された皮質 - 皮質下辺縁系自律神経回路の脳間同期を促進することになります。

　実際の臨床の場面では，局所論的相互退行はフロイトのいう「平等に漂う注意」を意味し，私たちにとっても馴染み深い面接態度ということができますが，構造論的相互退行は双方の深い無意識でのコミュニケーション世界ですから，患者の圧倒されるような激しい情動や覚醒が生々しく想起されることになります。このような面接態度は治療者にとって生易しいものではありません。実際，ショアが『右脳精神療法』で例示している面接のヴィニエット（pp. 84-86）を読むと，多くの読者は怯むのではないかと思われるほどの患者の激しい興奮に対峙しています。この点で感情調整療法が誰にでもできるほどに容易いものではないことが想像できます。そこで私は「甘え」の観点から感情調整療法を捉えることによって，その大きな壁を乗り越えることができるのではないかと考えました。第6章で私見を述べてみようと思います。

7．転移-逆転移と無意識的コミュニケーション

　感情調整療法では，患者 - 治療者関係の無意識的コミュニケーションでの治療的扱いがポイントになります。そこでどうしても避けて通れないのが転移 - 逆転移コミュニケーションの問題です。

無意識の転移 - 逆転移の感情的交互作用と「高揚した感情の瞬間」

　そのような水準（重度の精神病理）の場合，暗黙の右脳対右脳の非言語的コミュニケーション（顔の表情，声の韻律・調子，身振り）は，無意識の転移 - 逆転移の感情的交互作用を伝え，特に激しい調整不全の感情状態である初期のアタッチメントの記憶を復活させる。ゲノッチ Gainotti は，「右半球は精神分析的治療中に再活性化および再作動されなければならない情動記憶に，決定的に関与している可能性がある」と述べている（2006, p. 167）。「潜在記憶の座」としての右半球の役割について議論する際に，マンシア Mancia は次のように述べている。「潜在記憶の発見は，無意識の概念を拡張し，これが母子関係の情動的で感情的な――時には外傷的な――前象徴的・前言語的経験が保存されている主要な場所であるという仮説を支持する」（2006, p. 83）。そして右に局在化された潜在記憶は関係外傷を再体験することに対する解離的防衛をコード化する（Schore, 2009）。転移は「患者の潜在記憶の表現」として説明されている（Bornstein, 1999, p. 170）。これらの記憶は，緊張に満ちた情動覚醒の，速効的，自動的で，調整不全の身体を基盤とした状態で転移性の右脳対右脳の非言語的コミュニケーションのかたちで「高揚した感情の瞬間」に表現される。

（『右脳精神療法』，p. 31）

　「高揚した感情の瞬間」では，患者と治療者双方の覚醒状態と感情状態が同期することによって，そこに間主観的コミュニケーションが生まれ，状態依存的想起と学習が行われるといいます。分かりやすく言えば，患者の脅かされるような情動が治療者の退行による心理的接近によって高揚した際に両者間でそうした情動が同期するということです。転移 - 逆転移コミュニケーションにおいて，二者間で同じ覚醒状態にあることによって初めて状態依存的想起と学習が行われるというわけです。この時こそ右脳対右脳コミュニケーション，つまりは間主観的コミュニケーションが生起していることになります。転移 - 逆転移コミュニケーションの内実はこうした無意識的コミュニケーション世界を意味しています。

転移と感情パターン

現在，理論家は「転移は養育者との情動的アタッチメントの発達早期のパターンに依存するという点で際立っている」と主張しているが（Pincus et al., 2007, p. 636），その一方で，臨床家は「感情の組織化されたパターンを意識すること」の臨床的重要性を論じている（Mohaupt et al., 2006）。

（『右脳精神療法』p. 32）

「転移は養育者との情動的アタッチメントの発達早期のパターンに依存する」とショアは言いますが，それは，転移という事象が治療者によってどのように体感されるかをよく表しています。それは感情のパターン認識だといいます。このパターン認識を可能にしてくれるのが，第3章で取り上げた原初的知覚である生気感情（pp. 48-53）の働きです。これこそが後に述べる（p. 123）「甘え」のアンビヴァレンスを摑み取る際のコツにもなるのです。

転移に関する最近の精神力動モデル

ショアは転移について次のように述べています。

現在，転移に関する最近の精神力動モデルは「転移の評価は情動なくして不可能である」と主張する（Pincus, Freeman, & Model, 2007, p. 634）。臨床理論家は転移を「現在の何かによって引き出される関係性と情動反応の確立されたパターンであるが，しばしば現在よりも過去の体験と関係があるかもしれない感情状態と思考の双方を呼び起こす」と説明している（Maroda, 2005, p. 134）。この概念は神経科学にも反映されており，シューレン Shuren とグラフマン Grafman（2002）は次のように主張している。

右半球は個人が経験した出来事に関連する情動状態の表象を保持する。その個人が馴染みのシナリオに遭遇すると，過去の情動体験の表象が右半球によって引き戻され，推論過程に組み込まれる。（p. 918）

（『右脳精神療法』p. 31）

逆転移の定義

一方ショアは逆転移を次のように考えています。

> 現在，逆転移過程は，患者が精神療法家の中に生み出すイメージに関する感覚（視覚，聴覚，触覚，運動感覚，および嗅覚）的および感情的特質を（精神療法家が）認識し，活用する能力において表現されると理解されている（Suler, 1989）。同様に，レワルド Loewald（1986）は，逆転移の力動は，患者の素材に対する治療者自身の内臓反応を観察することによって評価されると指摘している。彼はさらに，治療者の情動的に投資することと，転移 - 逆転移関係に入り込むことのできる能力が，治療過程における決定的な要因であると示唆している。この同じメカニズムは，最近の実験的研究の「同盟を作る治療者の能力は，おそらく治療者の有能さ effectiveness の最も重要な決定要因である」（Luborsky et al., 1985, p. 610）という結論の根底に存する可能性がある。エムディ Emde（1988）は，さまざまな情動に対する感受性と反応性として定義される，治療者の情動的応答性が「修正情動体験」に不可欠であると主張している。
>
> （『感情調整と自己の起源』pp. 451-452）

　以上の記述を纏めると，患者が体験した「養育者との情動的アタッチメントの発達早期のパターン」が治療者にも投影性同一化によって引き起こされ，それを治療者が内臓反応によって感じ取ることが逆転移ということになります。

　つまり，逆転移は「患者が精神療法家の中に生み出すイメージに関する感覚的および感情的特質を（精神療法家が）認識し，活用する能力」として理解されることから，患者の力動を理解するためには，患者の素材に対する治療者自身の内臓反応を観察することが重要になるのです。逆転移をいかに内省的に観察するか，つまり自分の心と体に何が起こっているかを摑み取ること，こうした治療者の感性こそが精神療法の治癒過程において決定的要因となります。

逆転移は治療者の自律神経系反応である

ショアは逆転移を神経生物学的に次のように説明しています。

> ラッカー Racker（1968）の古典的な言明である「すべての転移状況は逆転移状況を引き起こす」を思い出してほしい。これを現代の神経精神分析用語に翻訳すると，転移 - 逆転移交互作用は，患者治療者間の双方向的で，無意識的，非言語的，右脳／心／体の緊張に満ちたコミュニケーションの表現である。これらの相互の精神神経生物学的やりとりは，中枢神経系と自律神経系の双方の活動を反映している。患者の転移コミュニケーションは，患者の顔，声，体から自然発生的かつ迅速に表出される非言語的，視覚的，聴覚的感情的手がかりのうちに表現される。逆転移も非言語的で暗黙的な用語で同様に，治療者の「非言語的メッセージに対する無意識水準での反応である自律神経系の反応」と定義される。（Jacobs, 1994, p. 749）。
>
> （『右脳精神療法』p. 32）

　転移 - 逆転移コミュニケーションという無意識的コミュニケーションにおいては，治療者の逆転移は「非言語的メッセージに対する無意識水準での反応である自律神経系の反応」と定義されています。これと同時に注目すべきは，「患者の転移コミュニケーションは，患者の顔，声，体から自然発生的かつ迅速に表出される非言語的，視覚的，聴覚的感情的手がかりのうちに表現される」ということです。患者の転移は非言語的手掛かりを通して表現されるということで，それは「言語の言語的要素」ではなく，「言葉の背後に感情的リズムに沿って運ばれることに身を委ねる」ことによって「リズム，力，調性などのコミュニケーションの韻律的要素」を通して，患者の感情に潜んでいる思いが治療者に伝わってくるということです。ここに患者 - 治療者の二者関係における無意識的コミュニケーションがどのような内実をもつものか，窺い知ることができます。

　これまで逆転移は「精神分析治療におけるセラピスト固有の無意識的葛藤にもとづく反応で治療の妨げになるもの」（山科, 2022）と考えられるきらいがありましたが，以上からわかるように，逆転移こそ患者 - 治療者の二者関係において無意識的コミュニケーションの内実を摑み取る上で，もっとも重

要な手掛かりであることがわかります。それを摑み取るためにはいかに感性，つまりは右脳の働きが重要かをショアは主張しているのです。

無意識のコミュニケーションに共感的に共鳴できる臨床家の受容状態

ショアは逆転移の力動を摑み取るために臨床家がとるべき面接での具体的態度について，以下のようにハンマー Hammer を引用して解説しています。

> ……ハンマー Hammer は，臨床家が患者の無意識のコミュニケーションに共感的に共鳴できる受容状態について次のように説明している。「私の心の姿勢は，身体の姿勢と同じように，手がかりをつかむために前のめりになるのではなく，気分や雰囲気が自分に来るように後ろに寄りかかることである。行間の意味を聞き，音楽に耳を傾けるためである。患者のセッションで，言葉の背後で感情的リズムに沿って運ばれるものに身を委ねると，その調子と微妙さを感じることができる」(1990, p. 99)。この記述は，言語の言語的要素よりも，リズム，力，調性などのコミュニケーションの韻律的要素が——言語の言語的要素よりもはるかに——投影性同一化内での感情的メッセージを運ぶという事実を反映している。
>
> （『感情調整と自己の修復』pp. 77-78)

面接での患者の語りに対して，その「言葉の背後で感情的リズムに沿って運ばれるものに身を委ねる」ことによって，その「その調子と微妙さを感じる」ことができるといいます。先に述べたスターンの「何が語られたか」ではなく「どのように語られたか」に留意せよ，という主張と相通じる内容です。

8．治療者の恥体験への気づき

最後に治療者に求められることで，もっとも困難であり，かつもっとも重要である治療者自身の恥体験に対する気づきの問題について取り上げてみましょう。

転移 - 逆転移のエナクトメントでの投影性同一化によって治療者の恥は誘発されやすい

　暗黙的自己の崩壊とその後の離脱は，能動的にではなく受動的に表現され，さり気ないかたちでしか表に現れない可能性があることを思い起こしてほしい。間主観的共鳴の文脈では，崩壊はいくつかの方法で表される。すなわち，感情的には恥と嫌悪感という副交感神経系の感情の増幅によって，行動的には生存 - 撤退状態に入ることで注目を避け「見えなく」なろうとする試みによって，認知的には絶望と無力感によって。これらはすべて，乳児期以降の関係外傷体験によく見られる付随物である。低エネルギーの間主観的フィールドは，臨床家が意識的に認識して許容するのが最も難しい逆転移である可能性があり，潜在的に解離性防衛を引き起こす強力な文脈である。

　キルボーン Kilborne（2003）は，治療的二者関係の双方のメンバーに恥の力動は隠されていることに注意を促し，「私たちは自分の恥を隠している ... 他の人からは，私たちが見ることに耐えられないものを他の人にも見えないようにしたいためである」と結論づけている（p. 286）。マン Mann（2010）は，初期の無意識の外傷体験に起因する視覚的な恥の感情が，灼熱の痛みの感情を隠す防衛とともに臨床の場で再出現すると記述している。軽蔑的な視線の予期的な恐怖は屈辱を引き起こす可能性があるため，視線回避を伴う。マンは，転移 - 逆転移のエナクトメントのやりとりは，恥を体験する者の形勢を逆転させて相補的恥を引き起こす投影性同一化に陥りやすいが，外傷的な恥の力動を徹底操作するために不可欠であると結論づけている。

　低覚醒間主観的領域の深いところを扱っているブロンバーグ（2006）は，話し合いの中で，処理されていない初期の外傷に触れたときに「消える（姿を隠す）」患者には恥が存在し，恥は人が調節できない最も強力な感情であると述べている。関係的視点を活用しながら治療的二者関係の双方を見て，彼は次のように結論づけている。

　　[治療者]にとって最も重要であると同時に最も困難な課題は，[治療者]がすぐに直面する必要のない方法で，治療過程自体によって引き起こされている治療者自身の恥と患者の恥の双方が交錯する中で，解離された恥の兆候を見つけ出すことである。.... 一見何度も繰り返されるエナクトメントに，治療の中で何度も何度も苦労させられ，[治療者]が同じエナ

クトメントに何度も何度も引き込まれるのは，彼（治療者）が恥の覚醒に向き合わないからである。(2006, p. 80)

（『精神療法という技芸の科学』pp. 98-99)

治療者自身の対処戦略としての逆転移

エナクトメントは感情耐性の調整境界の限界域，またはリオン - ルースLyons-Ruth が自己経験の「違反線 fault lines」と表現するところで生起する（Schore, 2009b)。そこでは「対話的交渉が失敗し，目標が中断されたままになり，陰性感情が解決されず，そして葛藤が経験される」(2005, p. 21)。関係が抵抗／逆抵抗モードによって特徴づけられているエナクトメントは，分析の転回点になる可能性があるという原則に照らして（Zanocco et al., 2006)，これらの瞬間は治療者の最も複雑な臨床スキルを必要とする。

これは，そのような高揚した感情の瞬間が，臨床家自身のアタッチメント歴の中で形成される暗黙の対処戦略を含む，最もストレスの多い逆転移反応を誘発するという事実によるものである。これらの右脳システムは，対象との関係によって引き起こされる激しい陰性感情状態を調整する。「無意識の陰性情動処理における右半球の優位性」を思い起こしてほしい（Sato & Aoki, 2006)。デイヴィス Davies (2004) は次のように成文化している。「これらの『悪い対象関係』は，転移 - 逆転移経験の中で再エナクトメントされるだけでなく，再エナクトメントされなければならないということは，関係的思考において本質的なことであるように私には思える。実際，そのような再エナクトメントされた攻撃，怒り，羨望は，関係的視点の中でも精神分析的変化に固有のものである」(p. 714)。ブロンバーグ (2006) は防衛的観点から，「臨床的には，自己不安定化に対する防衛としての解離現象は……エナクトメントにおいて最も重要であり，分析家が自分自身と患者の自己状態における承認されていない感情的変化に最も近い調律を必要とする臨床的関与のモードである」と報告している (p. 5)。

（『精神療法という技芸の科学』p. 131)

人は恥を感じると「絶望感と無力感によって」周りの人の眼につかないよ

うに振る舞うために，外部から見て取ることは容易ではありません。それでも「間主観的共鳴の文脈では，崩壊はいくつかの方法で合図される」といいます。具体的には，「感情的には恥と嫌悪感という副交感神経系の感情の増幅によって」恥が表に現れやすくなります。なぜなら，「調整理論の中心的な信条は，間主観的領域内の対人的共鳴が状態の増幅を引き起こすことを示している。その結果，共同で創造された覚醒（代謝エネルギー）の増加により，低覚醒の解離された無意識の感情が強まり，それによって主観的な感情状態として意識の中で経験されるようになる」からです。そこで治療者に求められるのは，自らの恥に向き合うことだといいます。そのことによって，患者の恥そのものを見て取ることができるようになるからです。ただ，ここで治療者にとってもっとも困難なことは，「転移 - 逆転移のエナクトメントのやりとりは，恥を体験する者の形勢を逆転させ，相補的恥を引き起こす投影性同一化に陥りやすい」ということです。恥を体験した患者との転移 - 逆転移コミュニケーションにおいて，治療者も過去に体験した恥を誘発されるのです。そこでの感情的ストレスにいかに耐えて向き合うことができるようになるかが問われます。治療者自らの恥体験に向き合わずして，患者の恥体験そのものを見て取ることはできないからです。それができて初めて患者の「外傷的な恥の力動を徹底操作することができる」ようになります。このような場面は，無意識的コミュニケーションにおける間主観的フィールドでの重要な「高揚した感情の瞬間」に立ち現れます。

9．感情調整療法において治療者に求められるもの──感性を磨く

　以上，感情調整療法についてみてきましたが，ここでは，感情調整を中核とする精神療法を実施するにあたり，治療者に求められるものは何かを考えてみることにしましょう。

中核となる臨床スキルは右脳の潜在的能力を磨くことである

調整理論では，効果的な精神療法の中核となる臨床スキルは右脳の潜在的能力であると提案している。その臨床スキルとは，身体に基盤を持つ非言語的コミュニケーションを共感的に受け取り表現する能力，他者の表現や感情のごくわずかな変化を敏感に記録する能力，自分自身の主観的および間主観的経験の即座の気づき，および自分自身と患者の感情の調整などを含む。すべての技法はこの関係基盤の上にある。……専門能力開発の関係的な視点では，絶えず進化する精神療法家は，**患者**の特有な性格だけでなく，治療過程における**精神療法家自身の**意識的および特に無意識的な間主観的共同参加をも含む，**患者と共にいる**という主観的な経験を頻回に省察することが述べられている。

精神障碍とパーソナリティ障碍の双方の調整および関係障碍を治療するのに最適で効果的であるために，秀でた臨床家は患者の左脳に局在化した意識的および明示的な自己だけでなく，さらに重要な患者の右脳に局在化された無意識的および暗黙の身体に基盤を持つ自己に，流動的にアクセスする方法を学習する。

(『右脳精神療法』p. 39)

感情調整療法で求められる中核的臨床スキルは右脳の潜在的能力を磨くことであるといいます。具体的には，「身体に基盤を持つ非言語的コミュニケーションを共感的に受け取り表現する能力，他者の表現や感情のごくわずかな変化を敏感に記録する能力，自分自身の主観的および間主観的経験の即座の気づき，および自分自身と患者の感情の調整など」です。このような能力を磨きながら，「**患者と共にいる**という主観的な経験を頻回に省察する」ことが求められます。つまりは，治療的コミュニケーションにおいて，ごくわずかな変化をも自らの身体を通して感じ取ることを通して，今眼の前で起こっていることの意味を反芻するという作業が求められるのです。

感性とは何か

治療者に求められる感性について，ショアは以下のように述べています。

第5章　右脳精神療法における治療機序　*119*

　感性[注6)]に関する辞書の定義は「他者の態度，感情，または状況に敏感であること，すなわち**情動のごくわずかな違いや変化を心に銘記すること**」である（American Heritage Dictionary）。以前の著作で，アラン・ショア（2003）は，治療者の右脳の働きについて説明している。これにより，感性豊かな臨床家の浮遊する注意力[注7)]が，状態の変化を知らせるかろうじて知覚できる合図と，非言語的行動と感情の変化に集中する。ブゲンタル Bugental（1987）は，「精神療法という技芸」について論じる中で，「より一層細かい区別やニュアンスを経験することを学ぶ」感性豊かな臨床家の能力の重要性を強調している。彼は次のように述べている。「患者の治療努力を支持するためにもたらされる主要な道具は，治療者の，訓練され，実践され，規律ある感性である。多くの点で，この感性は，慎重に準備され，維持され，調整され，保護されなければならない楽器に似ている」（p. 222）。間主観的コミュニケーションに対する臨床家の能力は，「患者の言葉の裏で，そして多くの場合，患者の意識の裏で何が起こっているかを直感[注8)]的に感知することに開かれている」（p. 11）か如何にかかっている。

（『精神療法という技芸の科学』p. 43）

　ショアは感性を「他者の態度，感情，または状況に敏感であること，すなわち**情動のごくわずかな違いや変化を心に銘記すること**」と定義して，具体的に以下のように解説しています。

　感性によって「患者の言葉の裏で，そして多くの場合，患者の意識の裏で何が起こっているかを直感的に感知する」ことができるようになり，その積み重ねによって「情動のごくわずかな違いや変化」を捉えることができるようになるといいます。それは丁度，いろいろと美味しいものを口にする度に，美味しさにも微妙な違いがあることに敏感になり，ごく僅かな違いにも気づきやすくなるようなものです。感性にはこのように積み重ねによって磨かれ

注6) sensitivity：類似語に susceptibility があるが，後者は「感じやすいこと」「感染しやすいこと」など，何かに影響を受けやすいというニュアンスが強い。

注7) フロイトのいう「平等に漂う注意」の意。

注8) intuition：ショアは直感の定義として「意識的推論無くして何かをすぐに理解または知る能力」（Compact Oxford English Dictionary of Current English, 2005）を採用している。

るという特性があります。

　この臨床的感性により，臨床家は，共同で創造され，感情的に負荷された間主観的領域のより広い配列（様々な感情）に関与することができる。これらの患者と治療者の主観による協働は，調整不全の感情状態の右脳コミュニケーションを媒介する。このつながりの重要性は，ホワイトヘッドWhitehead（2006）によって強調されている。

　　私たちが患者と治療上の接触をするたびに，私たちは自分自身と私たちが一緒に働く人々の本質的な生命力を活用する深遠な過程に取り組んでいる。……**情動は間主観的に共有されると，強度が増し，時間とともに持続する。これは，深い接触の瞬間に生起する。**(p. 624)
　　　　　　　　　　　　　　　　　　　　（『精神療法という技芸の科学』p. 43）

　アタッチメントに基づく臨床的アプローチは，精神療法の本質的な変化過程として，意識的な言語的認知因子よりも無意識的な非言語的感情因子を強調している。したがって，最も本質的な水準では，精神療法の間主観的取り扱いは，（左脳に焦点化された）治療者が患者のために何をするか，または患者に何を言うかによって定義されるわけではない。むしろ，重要なメカニズムは，（右脳に焦点化された）特に感情的にストレスの多い瞬間にいかにして患者と一緒にいるかということである。
　　　　　　　　　　　　　　　　　　　　（『精神療法という技芸の科学』p. 44）

　感性が磨かれると，非言語的アタッチメント・コミュニケーションの水準が低くても，この臨床的感性により，臨床家は，患者との共同で創り出され，強力な感情が負荷された間主観的フィールドの多様な感情に対して，拡大された自らの感情耐性によって患者の過剰あるいは過少覚醒に基づく感情に関与することができるようになります。ここで重要なことは「情動は間主観的に共有されると，強度が増し，時間とともに持続するということです。これは，深い接触の瞬間に生起する」のです。すると，患者‐治療者間で間主観的コミュニケーションにおいて両者自らに立ち上がった情動を感じやすくなり，それが意識に上がりやすくなります。こした神経生物学的変化は「深い

接触の瞬間」あるいは「高揚した感情の瞬間」に起こります。そして，このとき臨床家はすぐに解釈に走るのではなく，患者とともに居続けることだといいます。それが感情調整に繋がる道だからです。

■第5章の要点

① 恥を体験して過剰覚醒あるいは過少覚醒状態に陥った乳児は，感性豊かで調律された養育者によって双方向的に調整されるか，自己調整することによって，感情の抑制あるいは回復が図られます。

② すべての精神病理発生の根本原因は，生後1年半でのアタッチメント形成不全によって生じる覚醒と情動の調整不全にあります。感情調整によって，すべての精神病理発生の治療さらには予防が可能になると考えられています。

③ 感情調整療法では，治療同盟を通して，治療者が養育者に代わって覚醒と情動状態を双方向的に調整できるように努めなければなりません。

④ まず行うのは，患者と治療者双方が相互に退行状態（右脳優位な状態）になることで，患者の潜在化されている情動に対して，それに調律した治療者は同期するようになります。

⑤ そこで生起する無意識的コミュニケーションは，治療者においては逆転移としての内臓反応を介して気づくことが大切になります。その際，けっして言葉による病因的解釈を行うのではなく，情動状態をともに味わうことによって，治療者自ら感情調整を行うことです。

⑥ そして，共有した感情体験を患者が耐えられる範囲で少しずつ言語化して返してあげることです。こうした作業を蓄積することによって，患者の感情耐性の窓は少しずつ拡張し，様々な覚醒，感情に耐えることができるようになっていきます。

⑦ 感情調整療法で治療者がもっとも困難を感じるのは，エナクトメント内で，自らの幼少期の恥体験が刺激されて賦活されることですが，それに対して防衛的対処で過剰覚醒に対して回避することになれば，そのとき患者は恥を再体験することになりがちです。よって，防衛的対処に逃げ込むこと無く，逆転移によって体験する内臓反応を通して，患者の圧倒的な感情を少しずつ穏やかなものになっていくように，ともに治療同盟内に留まり続けなければなりません。

第6章 「甘え」からみた感情調整療法

1．依存と「甘え」

　ショアは対人関係神経生物学的な治療の原理を簡潔に，ギノー Ginot を引用して以下のように述べています。

対人関係神経生物学的治療原理

　……相互エナクトメントにおける関係外傷や感情調整障碍の取り扱いに関する一般的な対人関係神経生物学的治療原理に求められているのは，精神生物学的に調律された共感的な治療者が，安全な環境の文脈において感情的に許容できる範囲で圧倒的な感情を漸進的に滴定し，増加させることで，患者がそれを再体験できるように促すことである。これにより，圧倒されるような外傷的な感情を調整し，意識に上らせ，患者の情動的な生活に適応的に統合することができる。このように，同期された再エナクトメント内での適応的で双方向的に調整された自然発生的相互退行は「最終的に統合と成長を促進することができる対人的および内的過程を生成する」(Ginot, 2007, p. 717)。
　　　　　　　　　　　　　　　　　　　　　　　　（『右脳精神療法』pp. 90-91）

　これに続けて依存 dependence の重要性について，ウラノフの言説を引用して次のように述べています。

　　アン・ウラノフ Ann Ulanov（2001）は，「深い精神療法」における初期のアタッチメント外傷の相互退行に関する刺激的な概説を述べている。

カウンセリングを……通して……われわれは安全なホールディングを経験することによって，自分の身体と精神の間の解離によるギャップ，足場がすり抜ける恐怖，人間としての独自性が仄かに揺らぐような非現実的な瞬間，などを覗き込むことができるようになるかもしれない。こうしたギャップを覗き込むことによって，ばらばらになった部分を，ゆっくりと気をつけながら，ひとつにつなぎ合わせ始めることができるかもしれない。……自分たちがバラバラになった部分をつなぎ合わせる間，自分をありのままの姿につなぎとめてくれる誰かに頼らなければならない。出会うことのなかった依存（頼ること）と達成できなかった融合に由来する発達早期の苦悶を癒すためには，もぎ取られた手足を再びくっつける作業をする間，ともにいてくれる誰かに頼らなければならない。ウィニコットの言葉によれば，これはすでに起こった断裂であり，今やっと私たちはそれを意識し，自分の人格の残りの部分と結合させることができるようになる。しかし，退行というバラバラになった地点に戻る旅を経験する間，状況をホールディングしてくれる誰かがそばにいてくれる必要がある。依存こそが，われわれの手をとって虚しさの中へと導き，虚しさの底を打たせるのであり，そして虚しさこそが，依存への道を開いてくれる。自分の名前を呼んでくれる人が誰もいないかもしれないし，自分が通り抜けようとしているものを知っているのは自分だけという恐れがある。そのような退行は，治療で試みようとするならば，時間，お金，途方もないエネルギー，そして勇気を要するものである。(p. 60)

（『右脳精神療法』pp. 90-91）

　依存こそが自己のバラバラになった部分をつなぎ合わせてくれるとし，「自分をありのままの姿につなぎとめてくれる誰かに頼らなければならない」と述べていますが，自分の全存在を他者に委ねることこそ「甘え」そのものだというに気づかされます。ここに重い外傷性の精神病理によって自己がバラバラになった患者（第5章図7の過剰覚醒による自己の断片化）の苦悩を救う最後の砦が依存，すなわち「甘え」であることがいみじくも語られています。「甘え」文化に身を置いていない欧米の臨床研究者が依存の重要性を強調していることに注目していただきたいと思います。

2．恥と「甘え」のアンビヴァレンス

　感情調整療法で感情調整の焦点となるのは「恥」の体験とその調整不全です。共生期から練習期前期にかけて高覚醒状態にあった乳児が練習期後期に歩行できるようになって好奇心に駆り立てられて世界を探索する中で，新奇刺激によって不安に駆り立てられ，情動補給を求めて養育者にアタッチメント行動を示します。その際，期待したような反応が養育者から返ってこなかったことによってショックを受け，低覚醒状態に陥って恥を体験するのですが，こうした恥体験を重ねることによって，次第に乳児は養育者に対するアタッチメント行動の際に強いためらいを抱くようになります。

　このように語られている恥体験は，日本人であれば，心細くなった乳児が養育者に甘えたくなって近づくけれども，養育者からは期待したような反応が返ってこない時に味わう心的体験であることがわかります。この際，乳児が味わう体験は，「甘えたくても甘えられない」という心理で表現することができるものです。このような心理は筆者がこれまで「甘え」のアンビヴァレンスとして捉えてきたもので，そこに焦点を当てた精神療法を実践し，数多くの研究発表を積み重ねてきました。それをショアは「恥」として捉え，感情調整での中心の標的と見なしています。ショア（さらには欧米人）は乳児の情動（感情）世界を理解しようとする際に，「甘え」の文化を知らないため，「恥」という概念を用いらざるを得なかったということです。

　生後まもない頃から乳児の「甘え」を感じながら養育する日本人と比べると，乳児の「甘え」を体験的に理解できず，かつ自立 independence をなにより大切にしながら養育する彼らでは，その後の子どもの社会情動発達とその病理には大きな違いが生まれるのはある意味必然的なように思われます。

　筆者には「甘え」のアンビヴァレンスと思われる状態を，ショアはどのように記述しているのか，その箇所を全著書の記述内容から拾い出したところ，「甘え」を知らない文化圏で育ったショアおよび欧米の研究者らは，「甘え」にまつわる心的事象を，「甘え」という言葉を用いず，なんとか工夫して彼らなりの表現で記述していることがわかります。具体的に見てみましょう。

3．ショアの記述からみた「甘え」のアンビヴァレンス

ショアおよび欧米の臨床研究者たちは，「甘え」にまつわる心的事象をどのように描写しているかを取り上げる前に，臨床家がなぜそれに気づきにくいのか，その理由についてショアは以下のように論じています。

調整不全の副交感神経系の恥と嫌悪の状態が看過されている

情動の研究者が交感神経系優位の感情と動機付け（逃走－闘争）を過度に強調してきたように，臨床家も不安・恐怖または攻撃・怒りの状態の軽減に過度に焦点を合わせてきたことに注目すべきである。このずっと続いてきた偏見の際立った例は，ほとんどすべての精神療法モデルが調整不全の副交感神経系の恥と嫌悪の状態の重要な役割を過小評価していることである。同様に，精神力動的感情的アプローチは，高覚醒のエナクトメントにおける怒りと恐怖－驚愕の役割，およびその後の高エネルギー間主観的領域と暗黙的自己の爆発的な断片化を強調している。その結果，低エネルギーで副交感神経系優位な間主観的領域が過小評価されてきた。交感神経系の「耐え難い状況からの分離」である解離の臨床的取り扱いは，常に副交感神経系の恥と嫌悪の力動に関連しているため，問題が多い。

（『精神療法という技芸の科学』p. 95）

ショアは副交感神経系の「恥」体験を非常に重視していますが，これまで欧米の研究者は交感神経系過剰覚醒の怒りや恐怖に目を奪われて，副交感神経系過少覚醒の「恥」を過小評価してきたことに注意を喚起しています。彼らには体感的に，日本人には「甘え」にまつわる心の動きとして捉えることのできる情動の動きを感じ取ることが難しいことがここによく示されています。この点についてはすでに「甘え」理論で有名な土居健郎が『「甘え」の構造』（弘文堂，1971）の中で，「甘え」の重要性に気づくきっかけとなったアメリカ留学中の印象深いエピソードを述べています。

患者の隠れた「甘え」に鈍感なアメリカの精神科医

　私は1961年の終わり，……ウィリアム・コーディル博士の推薦により，アメリカはメリーランド州ベテスダにある国立精神衛生研究所に客員科学者として招聘された。……私はその間アメリカの精神科医が実際にどのように患者に接しているかをあらためて観察する機会を与えられた。私はしばしば一面透視の面接室で行なわれる患者面接や家族面接を観察した。その結果アメリカの精神科医は概して，患者がどうにもならずもがいている状態に対して恐しく鈍感であると思うようになった。いいかえれば，彼らは患者の隠れた甘えを容易に感知しないのである。……普通人ならともかく，精神や感情の専門医を標榜する精神科医でも，しかも精神分析的教育を受けたものでさえも，患者の最も深いところにある受身的愛情希求である甘えを容易には感知しないということは，私にとってちょっとした驚きであった。文化的条件づけがいかに強固なものであるかということを私はあらためて思い知らされたのである。(pp. 15-16)

　土居には眼の前の患者に「甘え」（のアンビヴァレンス）を強く感じられたにもかかわらず，米国の臨床家たちは患者の「甘え」の心理にいたく鈍感であったというのです。臨床家が患者の「甘え」を感じ取れないがゆえに，患者は無力感を抱きやすいのではないかとも土居は述べています。なぜなら人間が生きていく上で「甘え」は最後の砦ですから，それが顧みられないとなると，救われようがないからです。解離によってもたらされる精神病理の中核にあるのがこの無力感と絶望感ですが，それは死の脅威を表しているともいえます。そこで，ショアの主張を重ね合わせると，当時からはすでに半世紀以上経過した今日にあっても同様のことが指摘できるように思われます。

　つぎに，筆者には「甘え」のアンビヴァレンスと考えられるショアの記述（傍点で示す）を以下列挙してみましょう。

母親への依存と攻撃のアンビヴァレンス

　2年目の半ばに，情動の変化で示される重要な発達の転換が起こり（Emde,

1989), 練習期の終了と再接近期の開始が起こる。……この社会情動的発達の次の段階への入り口は「再接近危機」と呼ばれている。……乳幼児研究者は，15〜18カ月に反抗的行動の急増（Escalona, 1973）や年齢相応の否定癖 negativism（Wenar, 1982）がよく観察される。……この時期の子どもの行動は，離れている間は母親への依存が強まるが，再会すると攻撃性が強まるというアンビヴァレントなものとされる。（このアンビヴァレントな傾向がうまく解消されることが，母子間の「再接近」を意味する）。

（『感情調整と自己の起源』p. 232）

ショアは「離れている間は母親への依存が強まるが，再会すると攻撃性が強まる」という表向きの行動に対しては明確にそこにアンビヴァレンスを見て取っています。しかし，以下の記述内容からはアンビヴァレンスを見て取ることが難しいのか，アンビヴァレンスの明確な記述はありません。

この（不安定 - 回避型アタッチメントの）養育者は通常，乳児との接触や相互作用が忌避されることを経験し，アタッチメント行動へのアクセスを積極的に遮断する。メイン Main とウエストン Weston（1982）は，この母親が身体的接触に対して一般的な嫌悪感を示し，時には撤退や子どもを突き放すといった言語化できない身体的反応を表すことを観察した。この養育者は，乳児をはねつけるとき，安全な場所からの攻撃を意味し，さらに，身体的接触を嫌うため，環境的に誘発されたストレスや，母親の行動によって引き起こされた苦痛な情動を調整するための接触を許さない。このことは，養育者が乳児の接近に対して身じろぎしたり，弓なりになったりするだけでなく，頭を乳児と異なる高さに保ち，それによって相互の視線作用を妨げるという行動で表現される。……乳児は，自分の注意を引こうとする大人に対して興味を示さず，接触を維持する動機もほとんど示さない。この乳児の特徴は，母親が去っても悩んだり，戻ってきても喜んだりせず，再会しても悩みや怒りを表立って表現しないことである。しかし，再会のエピソードの中で怒りを経験するというエヴィデンスがある。不安定 - 回避型乳児は，安定型アタッチメントの乳児と異なり，母親との再会後も怒りの経験は止まらないが，不安定 - アンビヴァレント型乳児と異なり，怒りを表現することを止めてしまう。この抑圧された怒りは，接触回避的な母親の苛立ち，憤り，時に

は明らかな怒り，それに続く積極的な妨害に遭遇したときに，乳児の苛立っ
た接近欲求を伴うくぐもった抗議反応であると思われる。その結果，乳児は
相互作用から安らぎを得るのではなく，積極的に母親を避け，あるいは母親
の前では視線回避を多用して無視するようになる。この回避は満足しない拒
絶的な二者間接触への期待を反映している。母親と再会した子どもは，積極
的に背を向け，目をそらし，コミュニケーションを成立させようとする母親
の努力に耳を貸さず，盲目のように見える（Main & Stadtman, 1981）。

（『感情調整不全と自己の障碍』p. 27）

ここではまず養育者の特徴として，「母親が身体的接触に対して一般的な
嫌悪感を示し，時には撤退や子どもを突き放す」，「母親の行動によって引き
起こされた苦痛な情動を調整するための接触を許さない」，「養育者が乳児の
接近に対して身じろぎしたり，弓なりになったりする」などを取り上げてい
ます。この種の養育者の行動の背後に，自分の子どもの「甘え」に対するア
ンビヴァレントな思いを感じ取ることはさほど難しいことではありません。

さらに乳児の特徴として，「自分の注意を引こうとする大人に対して興味
を示さず，接触を維持する動機もほとんど示さない」，「この乳児の特徴は，
母親が去っても悩んだり，戻ってきても喜んだりせず，再会しても悩みや怒
りを表立って表現しない」などが取り上げられていますが，これらは子ども
の表立った意図や思いを感じ取ることが難しいことを示しています。しかし，
ここにも子どもの行動の背後に養育者に対する「甘え」のアンビヴァレンス
が見て取れます。

また，「この抑圧された怒りは，接触回避的な母親の苛立ち，憤り，時に
は明らかな怒り，それに続く積極的な妨害に遭遇したときに，乳児の苛立っ
た接近欲求を伴うくぐもった抗議反応である」という記述の中で「乳児の苛
立った接近欲求」は明らかに「甘え」のアンビヴァレンスと見て取ることが
できます。「母親の前では視線回避を多用して無視するようになる」，「この
回避は満足しない拒絶的な二者間接触への期待を反映している」など，子ど
もの回避的態度の背後にも「甘え」のアンビヴァレンスがあることは，「二者
間接触への期待」という「甘え」を思わせる記述があることから明らかです。

親に背を向けながら近づく矛盾した行動

先に不安定・無秩序・無方向型の発達精神病理としてショアによるメインとソロモンの引用を紹介しました（p. 70）。以下再掲してみましょう。

> メインとソロモン（1986）は，12カ月の乳児が「新奇場面」での交互作用で見せる独特な妨害行動を詳細に記録している。これらの組織化された行動の中断とストレス耐性の低下のエピソードは，しばしば10〜30秒と短いものであるが，非常に重要である。例えば，メインとソロモンは，親に面と向かって近づくのではなく，親に背を向けながら近づくような矛盾した行動パターンを同時に示している。

> > いずれの場合も，回避傾向の同時発動により，接近動作が絶えず抑制され，せき止められているという印象を受ける。しかし，ほとんどの場合，接近を求める気持ちが回避を十分に上回り，物理的な接近を可能にした。このように，相反するパターンが活性化されたが，相互に抑制されることはなかった。(p. 117)

> > > 『感情調整不全と自己の障碍』pp. 193-194）

「親に面と向かって近づくのではなく，親に背を向けながら近づくような矛盾した行動パターン」を読むと，筆者には「面従腹背」の逆パターン，つまり「腹従面背」（このような四語熟語はありませんが）を見て取ってしまいます。回避と接近の同時発動こそ，接近・回避動因的葛藤，すなわち「甘え」のアンビヴァレンスであるからです（【コラム7】p.149を参照）。このように接近・回避動因的葛藤が強くなると「解決不可能なパラドックスに陥る」ことになります。それはベイトソン（Bateson, 1972）の「二重拘束 double bind」そのものです。

抵抗／逆抵抗モード

エナクトメントは感情耐性の調整境界の限界域，またはリオン - ルース

Lyons-Ruth が自己経験の「違反線」と表現するところで生起する（Schore, 2009b）。そこでは「対話的交渉が失敗し，目標が中断されたままになり，陰性感情が解決されず，そして葛藤が経験される」（2005, p. 21）。関係が抵抗／逆抵抗モードによって特徴づけられているエナクトメントは，分析の転回点になる可能性があるという原則に照らして（Zanocco et al., 2006），これらの瞬間は治療者の最も複雑な臨床スキルを必要とする。

（『精神療法という技芸の科学』p. 131）

　この「抵抗／逆抵抗モード」も接近・回避動因的葛藤を示し，それはまるで運動会の綱引きの場面で赤組と白組の双方が拮抗しているさまを彷彿とさせます。

約束と破棄が同時的に，暗黙裡に，非言語的に表現される

　……調整理論は，言語のやりとりの背後で，いかにして患者の暗黙の感情が治療者の暗黙のシステムによって伝達され，調整されるかを述べている。間主観的接触の最初の時点から，精神生物学的に調律されている直感的な臨床家は，患者の内部状態の非言語的で瞬間瞬間のリズミカルな構造を追いかけて，その構造と同期するように患者自身の行動を柔軟かつ流動的に変容する。それによって，患者と共に治療同盟の組織化のための成長促進的文脈を共同で創造する。治療者と患者の間のアタッチメントは時間の経過とともに確立され，元の乳児 - 母親（そして後に幼児 - 父親）のアタッチメントの歴史と共鳴する無意識の社会情動的経験の表現を可能にする。その後の治療段階で，敏感で共感的な臨床家による，意識的な言葉の内容ではなく，むしろ無意識の精神生物学的過程のモニタリングが，患者の暗黙の感情的覚醒の自己状態と一致するために右脳の注意を呼び出す。また，直感的な治療者は，共同で構築された治療同盟の中で，患者が約束と破棄 engagement and disengagement を同時的に暗黙裡に非言語的に表現することに呼応する。

（『右脳精神療法』p. 29）

　ここで患者が「約束と破棄が同時に非言語的に表現する」とは，繋がる，あるいは離れる，という正反対のベクトルの言動が同時に無意識に非言語的

に表現されるということです。まさにこれこそ「甘え」のアンビヴァレンスそのものを意味しているのはいうまでもありません。

　「甘え」のアンビヴァレンスは二者心理学的観点からよく理解できるのですが，「約束と破棄」，すなわち「接近と回避」を「患者が同時的に暗黙裡に非言語的に表現する」ような患者の言動が見られる時には，同時に治療者の心の動きがどうであるのか，両者の関連性でもって捉えることが必要になります。具体的にいえば，治療者があまりにも性急に働きかける，心理的に接近しすぎる，といった刺激が生まれると，患者にはそれが脅威的に感じられるため，思わず距離を取って回避的反応が引き起こされます。つまり，そのとき治療者が患者に対してどのように心が動いたか，それを同時にモニターすることが求められます。これは関係における双方の心の動きをパターン認識することを意味しています。先にも述べたように（p. 111），患者側の転移の感情パターンとともに治療者側の感情パターンをも同時に感じ取ることが重要になります。このようなパターン認識を可能にしてくれるのが，第3章で取り上げた原初的知覚である生気感情（pp. 48-55）の働きなのです。さらにここで注目してほしいのは「患者の内部状態の非言語的で瞬間瞬間のリズミカルな構造を追いかける」という記述です。

親密な関係欲求を押し殺しながらも周囲との関わりを持ち続けている

　……共感的な感情以上に，調律と深い接触が治療のさらなる進展には必要である。すなわち，間主観的領域の精神生物学的核心には，情動的コミュニケーションと感情調整に関するアタッチメントの絆が存在する。臨床家の精神生物学的双方向的調整と，調整不全の，特に無意識の（解離された）身体に基盤を持つ感情状態の修復が必須の治療メカニズムである。……サンズ Sands（1994）は次のように述べている。「他者との関係性を調整するための解離性防衛……解離している患者は，現在を生き残るために人間環境との関係に十分にとどまろうとしているが，同時に，より親密な関係の必要性を引っ込めながらも生き続けている」（p. 149）。

（『精神療法という技芸の科学』p. 102）

「親密な関係」とは「甘え」が許容される関係と言ってもいいでしょう。そうした思いを抱きつつも表向きは何事もないかのようにして周囲との関わりを持ち続けている姿が浮かびます。よって，表向きの言動に動かされることなく，その背後に息づいている「甘え」のアンビヴァレンスを感じ取ることが必要になるのです。

　ではなぜ彼ら欧米の精神療法家は「甘え」のアンビヴァレンスを感じ取ることが難しいのでしょうか。先述したように，「甘え」という言葉を持たない，つまりは「甘え」文化を体験的に理解することが困難であるということは間違いないでしょう。でもそれだけなのでしょうか。

　そこで思い出してほしいのは【コラム 5】（p. 85-86）で筆者が取り上げたアタッチメント・パターンに関する私見です。ショアに限らず，欧米のアタッチメント研究者が行動次元の観察に踏み留まり続けているのは，近代科学が生み出した「客観性」という科学的態度への強い囚われがあるからです。実はショアが感情，情動を一義的なものとして位置づけて感情調整療法を生み出すことができたのも，表立った行動を支える隠されたメカニズムに注目したからです。したがって，「間主観性」を殊の外重視しているショアのことですから，依存と感じられる情動の動きを感じ取っているのは確かでしょう。だからこそ依存の重要性を主張しているのです。

4．なぜ「甘え」のアンビヴァレンスを掴み取ることは難しいのか

　恥，つまりは「甘え」のアンビヴァレンスを掴み取ることは，患者のみならず治療者にとっても難しいのはなぜなのか，ショアは以下のように論じています。

恥は受動的で目立たない

　　暗黙的自己の崩壊とその後の離脱は，能動的にではなく受動的に表現され，

さり気ないかたちでしか表に現れない可能性があることを思い起こしてほし
い。間主観的共鳴の文脈では，崩壊はいくつかの方法で表される。すなわち，
感情的には恥と嫌悪感という副交感神経系の感情の増幅によって，行動的に
は生存 - 撤退状態に入ることで注目を避け「見えなく」なろうとする試みに
よって，認知的には絶望と無力感によって。これらはすべて，乳児期以降の
関係外傷体験によく見られる付随物である。低エネルギーの間主観的フィー
ルドは，臨床家が意識的に認識して許容するのが最も難しい逆転移である可
能性があり，潜在的に解離性防衛を引き起こす強力な文脈である。

(『精神療法という技芸の科学』pp. 98-99)

「表向きにはさり気ないかたちでしか表に現れない」ところに「甘え」の
アンビヴァレンスを感じ取ることはさほど難しいことではありません。それ
は「頭隠して尻隠さず」「面従腹背」などの慣用句で私たち日本人には馴染
み深い振る舞いだからです。

臨床家も自らの恥に向き合うことは容易なことではない

すでに前章の「治療者の対処戦略としての逆転移」(p. 116) の引用箇所に
おいて，治療者も「転移 - 逆転移のエナクトメントのやりとりは，恥を体験
した者の形勢を逆転させるために相補的恥を引き起こす投影性同一化の影響
を受けやすい」ことから，治療者自身の恥，つまりは「甘え」のアンビヴァ
レンスを誘発されやすくなります。しかし，恥に向き合うことが困難なのは，
けっして患者のみならず治療者といえども同様のことが指摘できます。そ
れは「[治療者] が同じエナクトメントに何度も何度も引き込まれながらも，
彼（治療者）が恥の覚醒に向き合わない」とショアが主張する通りです。

治療者自身もそこを乗り越えることがぜひとも必要になります。もしも「治
療者が（患者の眼前で）自分が晒されることを避ける」，つまりは恥の体験に
対して治療者が防衛的態度を取るならば，「患者の恥のもとにもなる」，さら
には「患者の内的経験における恥の中心的な役割を認識できないことは，精
神療法の成功を危うくする」とショアが論じる通りです。治療者にとって自
らの恥に気づき，向き合うことがいかに重要かつ難しいかがよくわかります。

言われていることと伝わってくる情動の間の乖離

患者の痛みの意識的経験は，患者の無感覚でマインドブラインドな（心の見えない）防衛的自己調整戦略によって解離されているという事実にもかかわらず，いまだ調整不全の患者は，しばしば，双方向的調整のために治療者にますます多くの「圧力」を加える。これは逆説的に見えるかもしれないが，実際には，調整不全に対処するのを助けるための双方向的調整に対する無意識的アタッチメント欲求を求める患者のコミュニケーションを反映している。……患者がこの「制御する」圧力を適用する手段は，「直接的な訴えや挑発を通じて明示的に示す場合もあれば，間接的で微妙な場合もあるが，それは非言語的な手がかりや，言われていることと伝わってくる情動との間の乖離（不一致）に依存する」（Ryle, 1994, p. 111）。

（『感情調整と自己の修復』p. 88）

　表向きは治療者に対して困らせるような言動をとっているにもかかわらず，その背後に「甘え」のアンビヴァレンスを感じさせる事例が思い浮かぶ内容です。なぜ，このような関係が生まれるかといえば，治療者は患者の表向きの言動に目を奪われてしまい，それに真正面から対応しようとしますが，患者が内心求めているものは真逆の場合が少なくないからです。このような関係病理が生まれる際には，悪循環が生じています。治療者は，それに巻き込まれることなく，患者の言動の背後にどのような思いが潜んでいるかを感じ取ることが求められます。患者のコミュニケーション水準である情動に，治療者もコミュニケーション水準を合わせる，つまりは調律することが求められているということです。こうして二者間で情動的コミュニケーションが通い合うようになるには，相互退行が必要であるとショアは『右脳精神療法』で詳細に論じています（p. 96）。

　この点について，ショアはブロンバーグ（2011）を引用して次のように述べています。

対人関係論および関係論の著者たちは，われわれが実際にパラダイムの変化に直面しているという考えを支持し，それを一者心理学から二者心理学への変化として概念化している。この定式化は正確であり，３つの中心的な臨床的変化が概念の変化に内在していると私は感じている。それは，内容の一義性から文脈の一義性への移行，認知の一義性から感情の一義性への移行，および「技法」という概念から離れる（ただし，まだ放棄されていない）ことである。(p. 126)

　　　　　　　　　　　　　　　（『精神療法という技芸の科学』pp. 5-6）

　ここで「内容の一義性」と述べているのは，「言葉の字義（字面の意味）をそのまま受け取ること」ではなくて，字義に囚われず，「文脈の一義性」つまり文脈を大切にするように，との主張です。なぜなら文脈を摑み取るためには行間に流れている思い（情動）を感じ取ることが求められるからです。
　実はこのことについて，先に紹介した土居（2009）が，最後となった著書『臨床精神医学の方法』の中でつぎのようなことを指摘しています。

　　　［集団療法でいかにして患者を理解するかについて語る中で：筆者注］この甘えとアンビヴァレンスとは実は背中合わせなのである。（中略）したがって，その辺の事情を承知していれば，日本人のグループ過程に伴う葛藤を十分に捉えることが可能になるのである。それはしばしば非常に微妙な，それこそ言語化されないような，声の抑揚，身振り手振りといったような所作であることが多い。ただ，このような微妙な手掛かりを捉えるためには，治療者自身十分「甘え」の心理に習熟していなければならないだろう。なによりも自分の甘えがわかっていなければならない。言い換えれば自分のアンビヴァレンスが見えていなければならない。そしてそれこそ最も困難なことであるといわなければならないのである。(pp. 26-27)

　アンビヴァレンスは「微妙な，言語化されないような，声の抑揚，身振り手振りといったような所作」として表現されるといいます。ここに土居が観察可能な患者の微妙な言動を通してそのアンビヴァレンスをどのようにして感じ取っていたか窺い知ることができます。

5.「甘え」からみた感情調整療法

1）治療の転機——患者の「甘え」のアンビヴァレンスが賦活されたとき

治療者は「甘え」のアンビヴァレンスという関係パターンを摑み取らなければ
ならない

> したがって，患者の関係的無意識と感情的に敏感な治療者の関係的無意識との間の右脳の身体に基盤を持つ対話は，発達早期の関係外傷の再エナクトメントの「高揚した感情の瞬間」で活性化され，強化される（臨床的なエナクトメントでの扱い方の広範な対人関係神経生物学的モデルは Schore, 2012 を参照せよ）。ギノー Ginot（2007）は，「エナクトメントは，間主観的過程の強力な表現として，そして複雑だが大部分は無意識の自己状態と関係パターンの必然的な表現として，ますます理解されるようになっている」と述べている（p. 317）。

(『右脳精神療法』pp.33-34)

先の「患者の内部状態の非言語的で瞬間瞬間のリズミカルな構造を追いかける」と「無意識の自己状態と関係パターン」を繋げてみると，さらにわかりやすくなります。患者 - 治療者関係において，相補的な感情の動きが常に発生しますが，とりわけ「甘え」のアンビヴァレンスが強まる状況にあっては，「一方が接近すれば，他方は遠ざかる」という独特な真逆の両者間の心の動きが生まれます。このような関係パターンをゲシュタルトとして捉えることを可能にしているのが生気感情という原初的知覚です（第3章「情動的コミュニケーションの世界」を参照せよ）。生気感情は，あらゆる種類の感覚刺激であってもそこに通底する変化の動きを感知します。それは何らかのゲシュタルトとして知覚します。「甘え」のアンビヴァレンスを摑み取るという臨床作業は治療者自身の内臓反応として立ち上がる生気感情に依っています。原初的で原始的なコミュニケーションの世界はこうした特徴を持つことをぜひとも理解する必要があります。なぜなら「甘え」のアンビヴァレンス

が刺激されて，関係パターンとして明確に感じ取れた時こそ，治療の重要な転機となるからです。アンビヴァレンスが強まる時は，患者自身の「甘え」が強まり，それとともにそれと抗する気持ち，つまり「甘え」に対する恐れも強まるからです。

　さらに具体的に，どのような状況になったときが治療の転機となり，好機となるか，考えてみることにしましょう。そこでヒントになるのが患者治療者間の間主観的コミュニケーションにおいて「患者と治療者の双方の初期の歴史で使用した対処メカニズム」が展開されるという点です。

　　　エナクトメントの瞬間に間主観的領域で展開されるのは，患者と治療者の双
　　　方の過去のストレスの多い側面だけでなく，それぞれが初期の歴史で使用し
　　　た対処メカニズムでもある。

（『精神療法という技芸の科学』p. 183）

　とりわけ患者は多様な心理的防衛機制で自らの根源的不安に直接触れないように日頃から日常生活を送っているわけですから，当然患者治療者関係における間主観的コミュニケーションにおいてもそれが顔を出すことになります。ここで患者については比較的わかりやすいのですが，難しいのは治療者の場合です。

　第6章で解説したように，「感情耐性の調整境界の限界域」を，ショアは「情動発達の最近接領域」だと述べています。解離した感情がもっとも賦活されやすい瞬間のことで，患者と治療者との間主観的コミュニケーションが立ち上がる瞬間ともいうことができましょう。それを「高揚した感情の瞬間」と述べています。ここでは患者の解離されているけれども深い層に息づいている「甘え」のアンビヴァレンスが，無意識的コミュニケーションによって，治療者の潜在化した「甘え」のアンビヴァレンスをも活性化し，逆転移が生まれやすくなることを述べています。つまり，患者‐治療者関係が深まる際には，「甘え」が刺激されるために，患者の「甘え」のアンビヴァレンスがいたく刺激される瞬間でもあります。したがって，この逆転移は治療

者にとって患者の解離された感情を感じ取る上で極めて重要な手掛かりとなります。治療者には，この解離されてきた感情に少しでも調律していくことが求められるのです。

2）「甘え」のアンビヴァレンスを見て取る

「甘え」のアンビヴァレンスに対する対処行動の具体例を私の研究から紹介しましょう。『発達障碍の精神療法──あまのじゃくと関係発達臨床』（小林，2016）の「第4章 アンビヴァレンスの表現型」（pp. 35-56）で，乳児から成人まで各年齢層の自験例を数多く取り上げています。そのごく一部を以下紹介しましょう。

乳児期の事例

● 4カ月の男児（母子ユニット：MIU での事例）（小林，2014, pp. 43-44）

生後4カ月にもかかわらず，母親はこの子が自閉症ではないかという不安に駆られての受診であった。母親の話では生後2日目からこの子は自分と視線を合わさないというのである。小児科に受診しても担当医は大丈夫だと言うばかりで，母親自身の思いは少しも配慮してくれないとの不満をぶちまけていた。初診時，筆者は母子二人と会った。

はじめ母親は子どもを床に仰向けに寝かせて，筆者と話をしていたが，しばらくして筆者は母親から子どもを受け取り，抱きかかえてみた。その時には，筆者が子どもと顔を向き合わせようとすると顔を横に背ける。抱きかかえていても顔は横を向いている。つぎに筆者は床に座って「たかい，たかい」と声を上げながら高く抱え上げると，子どもは顔をくしゃくしゃにして笑顔を見せ始める。このときは視線も合うようになる。筆者があやすと，子どもは笑顔を浮かべ，少しのあいだは視線を合わせるが，すぐにそらす。筆者がもっとも気になったのは，子どもは筆者に抱かれていると母親の方を見つめ，母親が抱きかかえると筆者の方を見つめるようになったことである。

ここに母子間での子どもの対処行動の特徴を見て取ることができます。母親から離れると母親の方に気持ちが引き寄せられ，それとは逆に母親に密着しそうになると，途端に気持ちが離れてしまうという独特の関係のありよう

です。なぜ子どもが母親に対してこのように振る舞うかといえば，育児不安に圧倒されそうな母親から醸し出されるオーラと突き刺すような眼差しが，子どもには不快な刺戟となり強い不安を引き起こすからです。ここに見られる子どもの母親に対する態度はまさに「あまのじゃく」(小林，2015) と言ってもよい関係病理です。

学童期の事例
● 8歳9カ月の女児（小学3年）（精神科クリニックでの事例）

　　不登校，反抗的態度，落ち着きがない，片付けない，など母親からの相談であった。1カ月ほどまえから学校に行かず，家にばかりいる。イライラしてキレやすい。乳幼児期から落ち着きがなく，育てるのが大変だったというが，2歳すぎると母親の嫌がることを盛んにするようになった。そのため叱りつけることが多くなった。母親は5年前からパニック障碍の診断で心療内科に通院している。初診時の母子同席場面での様子である。

　　最初は女児と1対1での面接。筆者の前では素直な態度で挨拶し，こちらの話を聞こうとする態度を示している。しかし，何を訊ねても自分の気持ちを言葉にすることは難しく，すぐに黙りこんでしまう。母子同席になると途端に手に持っていた漫画本を見続け，母親を無視するような態度を取っている。

　筆者が時折質問をすると即座に応答するところからは，母親に対する意図的な反抗的態度で「拗ねている」ことがよく見て取れます。この女児の取っている態度は明らかに母親の気を引くための挑発的行動ですが，その挑発に母親は文字通り乗せられています。母親の話によれば，こちらに来る前に受診した小児科で ADHD（注意欠陥多動性障碍）と言われ検査を受けているといいます。母親も ADHD に関する本を読んで，この子は脳障碍だからと悲観的に考えています。そこで母親自身の状態を訊ねると，やる気が出ない，気分の浮き沈みが激しい，人前で気遣いが強い，家の中でひとりでいると寂しくて仕方がないほどだといいます。そんな状態であるためでしょう，母親は子どもの気持ちを思いやることなど難しく，自分をイライラさせる娘を腹立たしく感じているのです。娘に文句や注意ばかり言ってしまいます。そん

第6章 「甘え」からみた右脳精神療法　*141*

な関係の悪循環がよく見て取れます。

青年期後期（大学生）の事例
●22歳の女性（大学4年）（学生相談）
　「自分のことがよくつかめない」との相談であった。過去にADHDと診断
され，薬物療法を受けたことがある。専属のカウンセラーからの依頼で，筆
者は1回の面接を行った。
　　彼女が今後の進路に迷っていることを取り上げながらも，彼女が家族のこ
とが気になるというので，その点を話題にしていった。……筆者は〈お母さ
んといろいろとやり合うようだけど，お母さんに随分同情もしているよね〉
と訊ねると，「私もよくわからないけど，子どもみたいな人。ムキになるとこ
ろがある。幼い人」と批判的なことを言う。そこで筆者は〈お母さんは子ど
もっぽいんだ〉と彼女の話に同調して応じると，今度は「でもできることは
できるんで。料理とかは」と反論するように肯定的に返すのである。

　彼女はあと一年で卒業する段階になって実家に戻ろうとしていたのですが，
筆者はその理由を知りたくなりました。そこで両親のことについて訊いてい
く中でこのような応答が見られたのです。彼女は両親の関係がどうも気にな
り，母親にいたく同情している様子なので，筆者もそれに同調するように話
を合わせたところ，今度は逆に母親を批判するようなことを言います。そう
かと思い，今度はそれに同調するようにして語りかけると，これまたさきほ
どと同じように，筆者の同調的発言に逆らうように応じているのです。筆者
はこのような彼女の対人的態度に「あまのじゃく」を見て取ったのです。

3）治療者が感じ取った「甘え」のアンビヴァレンスを患者に映し返す

　次に治療者に突きつけられるのが，面接の〈いま，ここで〉捕捉したアン
ビヴァレンスをその場でいかに扱えばよいかという問題です。筆者が論じて
きたアンビヴァレンスに焦点を当てた精神療法の核心ともいえる部分です。
　面接のその場で治療者が患者（あるいはその養育者）にアンビヴァレンス
を感じ取るとき，治療者自身の内面にも同様のアンビヴァレンスが立ち上が

っているものです。このことがとても大切になります。治療者自身に沸き起こってきたこころの動きを言葉にしてその場で率直に語りかけることです。ただし，いつでもすぐに口に出せばよいとは限らないのですが。たとえば「あなたは何かを語るとき，いつも自分を引いてしまい，あまり自分を出せないように感じますね」，「お母さんの話を聞いていると，まるで遊びのないハンドルで一所懸命運転してこられたみたいですね」といった調子です。それが相手の思いにヒットしないこともあるかもしれませんが，それをさほど気にする必要はありません。違っていれば相手は必ずそのように応えてくれるはずです。ここで大切なのは治療者が自分の感じた思いを正直に率直にあるがままにことばにして語りかけることです。「いまのあなたはこんな気持ちではないですか」という思いを込めて。そこでの治療者の語りは先の傍点で示したようにメタファのかたちをとることになります（【コラム8】p. 149-151を参照）。それこそ患者の思いと治療者のそれをつなぐ表現なのです。そこで用いられる言葉は必然的に日常語でわかりやすく示されなければなりません。

4）治療者は自らの「甘え」のアンビヴァレンスにどのように対処するか

　こうした「甘え」のアンビヴァレンスに治療者はどう対処すればよいか，考えてみることにしましょう。そこでヒントになるのが患者治療者間の間主観的コミュニケーションにおいて「患者と治療者の双方の初期の歴史で使用した対処メカニズム」が展開されるという点です（p.138の引用箇所を参照）。とりわけ患者は多様な心理的防衛機制で自らの根源的不安に直接触れないように日頃から日常生活を送っているわけですから，当然患者治療者関係における間主観的コミュニケーションにおいてもそれが顔を出すことになります。ここで患者については比較的わかりやすいのですが，難しいのは治療者の場合です。

第6章 「甘え」からみた右脳精神療法　*143*

陰性治療反応──患者の転移パターンと治療者の逆転移パターンの相互作用

　　実際，右半球は感情を表す顔の記憶保存に関与し（Suberi & McKeever, 1977），自伝的記憶（Cimino, Verfaellie, Bowers, & Heilman, 1991）や幼少期の記憶を想起する際に活性化する（Horowitz, 1983; Joseph, 1992）。現在の相互作用ストレスは，非常に初期の誤調律や調整障害のある交互作用に似た形で，患者と治療者の間のアタッチメントの絆を即座に断裂させる。……この感情状態は二者関係内で伝達されることを覚えておくことが重要である。治療者がこの右脳の状態に共鳴すると，今度は「身体的逆転移」（Lewis, 1992）が起こり，これらの「体性マーカー」（Damasio, 1994）は，患者から苦痛を引き起こす投影性同一化を受け取る（またはブロックする）生理学的反応かもしれない。……「陰性治療反応」という急速に起こる力動的事象は，このように，患者の隠れた深い無意識の転移パターンと臨床家の隠れた深い無意識の逆転移パターンとの相互作用の明白な現れである。

　　　　　　　　　　　　　　　　　　　　　　　　（『感情調整と自己の修復』p. 29）

　　断裂された「患者と治療者の間のアタッチメントの絆」とはまさに「甘え」のアンビヴァレンスという感情状態を意味しますが，転移 - 逆転移コミュニケーションにおいて，患者が苦痛としてきた外傷的情動体験が賦活（活性化）されると，それに共鳴するように治療者も自身のそれまで潜在化していた外傷的情動記憶が賦活されるようになります。「患者から苦痛を引き起こす投影性同一化を受け取る生理学的反応」とはそのことを意味しています。治療者がそうした生理学的反応，つまりは内臓反応を患者の外傷的情動体験を理解する上での重要な手掛かりとして受け取ることができるか否かが，その後の精神療法の成否を握っているのです。もしも治療者自身も患者と同様に外傷的情動体験に対して防衛的反応を起こしてしまうと，そこに「陰性的治療反応」が生じることになります。

抵抗／逆抵抗モードとは「甘え」のアンビヴァレンスが強まった瞬間を表す

　　治療関係が抵抗／逆抵抗モードによって特徴づけられる瞬間に，エナクト

メントが治療の転回点になる可能性があるという原則に照らして，これらの
交互作用は，治療者の最も複雑な臨床スキルを必要とする。……したがって，
私は自然発生的に共同で創造されたエナクトメントが二つの潜在的な結果に
発展する可能性があることを示唆している（Schore, 2003）。

それは，投影された否定的な状態から治療者が目をそらし，双方向的調
整不全と防衛力を強化することによって，おなじみの病理的対象関係を
やみくもに繰り返すことになるか

それとも

［それは］投影された否定的状態を治療者が自律調整することを介して，
さらには双方向的修復を介して，患者の意識状態と解離した無意識の感
情状態の暗黙の調整役として振る舞い，新しい関係体験を創造的に提供
することにもなりうる。

（『精神療法という技芸の科学』pp. 185-186）

「関係が抵抗／逆抵抗のモードによって特徴づけられているエナクトメン
ト」とは患者 - 治療者双方のアタッチメントの絆が「甘え」のアンビヴァレ
ンスによって断裂した状態を指しますが，実はこのようなエナクトメントが
生じる時こそ，「分析の転回点になる可能性がある」といいます。
　思い起こしてほしいのですが，第5章で述べた通り，ショアは「感情耐性
の窓を調整する境界の限界域」を「情動発達の最近接領域」だと論じていま
す。解離した感情がもっとも賦活されやすく，患者と治療者との間主観的コ
ミュニケーションが立ち上がる瞬間です。それは「高揚した感情の瞬間」と
表現されているものです。ここでは患者に解離されているけれども深い層に
息づいている「甘え」のアンビヴァレンスが，無意識的コミュニケーショ
ンによって，治療者の潜在化した「甘え」のアンビヴァレンスをも活性化
し，逆転移が生まれやすくなるのです。したがって，この逆転移は治療者に
とって患者の解離された感情を感じ取る上で極めて重要な手掛かりとなりま
す。この瞬間を治療の手掛かりとするか否か，その成否の鍵を握っているの

は，治療者が自らの「甘え」のアンビヴァレンスに気づいているかどうかです。よって，治療者はこの解離されてきた感情に少しでも調律していくことが求められるのです。

　先に土居が述べていたように，治療者自身にとっても自らの「甘え」のアンビヴァレンスに気づき，それを受け止めることは容易なことではありません。多くの場合，患者と同様に，何らかの防衛としての対処行動が作動することが少なくないのです。ショアがここで述べているのは，無意識的コミュニケーションにおいて患者と治療者双方がそれぞれの「甘え」のアンビヴァレンスによって引き起こされる情動不安に目をつぶり，防衛に汲々とするのか，それとも治療者自身が「甘え」のアンビヴァレンスに気づき，それを手掛かりにして，患者治療者間で感情調整の役割を果たすか，岐路に立っている状況だといえましょう。

6．すべての精神病理の起源に「甘え」のアンビヴァレンスが潜んでいる

　私は母子ユニットでの臨床研究を通して，発達障碍を疑われて受診してきた子どもたちとその養育者の間で「初期の歴史で使用した対処メカニズム」の萌芽的な姿を直接観察することができました。そこでの成果が**図10**です。この図の右列に記載されている病態を見ていただくと，今日の精神医学の成書に記載されているほぼすべての精神疾患に該当するものが含まれていることがお分かりになると思います。すなわち，心身症，神経症，人格障碍，躁うつ病，統合失調症，発達障碍などです。ほぼすべての精神疾患の起源に「甘え」のアンビヴァレンスを見て取ることができるということです。この知見と呼応するように，ショアも以下のように述べています。

　　　臨床的・実験的なエヴィデンスによれば，あらゆる形態の精神病理には感情調整障碍の症状が付随しており，防衛機制とは要するに，許容するのが難しすぎる感情を回避，最小化，変換するための感情調整戦略の一形態である

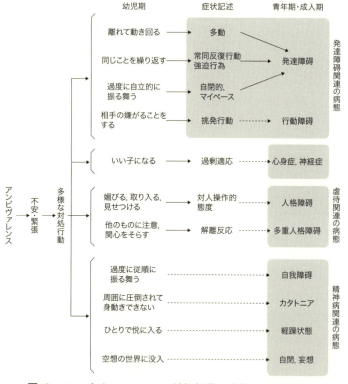

図10 アンビヴァレンスへの対処行動，症状，そのゆくえ
（小林，2018, p. 38より）

(Cole, Michel, & Teti, 1994)。しかし，転移・逆転移の見取り図で認識し，対処しなければならないのは，まさにこうした情動の調整戦略や調整不全の病原性図式である。

（『感情調整と自己の修復』pp. 27-28）

　嚙み砕いて言えば，精神疾患の病態すべてに感情調整の問題が存在し，そこで患者は，耐えがたい感情を自分の身から切り離す，ないしは極力軽減し，変換することで自分なりの自己調整を試みているということです。それが防

衛機制です。そこで治療者が見極めなければならないのは，患者治療者間の間主観的コミュニケーションにおいて，患者の情動調整のための対処行動がどのようなかたちで立ち上がっているのか，その萌芽的状態を捕捉することであるということになります。先の図10こそ「病原性図式」だといえましょう。

生涯発達を通した治療の可能性と早期介入の重要性

　　初期のアタッチメント過程の基盤である右半球は，左半球が成長期を開始する２年目に成長期を終了するが，ライフサイクルの後の時期に再び成長期を繰り返す（Thatcher, 1994）。このことは，その後の機能においてアタッチメントのメカニズムが継続することを可能にし，また，生涯を通じて情動処理右脳の再組織化が継続する可能性を示している。右半球の継続的な経験依存的成熟に関する今後の研究により，ある種のアタッチメント・パターンが不安定型アタッチメントから獲得された安定型アタッチメントへと変化する基本的なメカニズムが解明されるかもしれない（Phelps et al., 1998）。しかし，このシステムは，成熟の初期の臨界期に最も可塑的である。現在の脳研究は，効率的な右脳の機能が，生存を支える重要な機能の制御に中心的に関与していることを示している。社会性と情動の発達に焦点を当てた早期介入は，生涯を通じて，発達途上の自己の適応的対処能力に永続的な効果をもたらすであろう。

（『感情調整不全と自己の障碍』pp. 85-86）

　感情調整療法においてショアが力説しているのは，あらゆる発達精神病理の起源には生後１年半という右脳の成熟の臨界期での恥体験が認められること，よって感情調整が治療の核心となること，そして右脳は生涯発達を通して可塑性を保っていることから，生涯発達を通した治療の可能性があるということです。そしてもっとも望ましいのは，乳児期での早期介入だとも言います。なぜなら，それがあらゆる発達精神病理の予防に直結するからです。
　このショアの主張に筆者も強く賛同します。生後１年半に母子関係において明らかとなる「甘え」のアンビヴァレンスは，その後急速に子どもなりの

不安の対処行動として多様な防衛機制を発動させ，いわゆる症状が形成されていきます。それゆえ，可能な限り早期に子どもの「甘え」のアンビヴァレンスへの治療介入が強く求められるのです。ただし，現状では乳幼児期に介入できる事例はごく限られ，その多くは，学童期以降に事態が深刻になって初めて臨床の場に浮かび上がってくるでしょう。だからといって悲観的に考える必要はありません。ショアが論じているように，これまで述べてきた感情調整に焦点を当てる精神療法は生涯発達を通して可能性を秘めたものです。その大きな根拠は，右脳の成熟過程は周期性を持ち，生涯にわたって可塑性を持ち続けることにあります。そこにこそ，ショアの提唱する右脳精神療法の意義はあるのではないでしょうか。

■第6章の要点

① 恥は我々日本人にとっては「甘え」のアンビヴァレンスとして捉えることができます。

② アタッチメント形成不全を持つ患者がもっとも必要とするのは，依存することが保証されることです。よって，「甘え」のアンビヴァレンス，つまり「甘えたくても甘えられない」患者が「甘え」を安心して出せるようになることが，精神療法においてもっとも必要となります。

③ そのためには，治療者は「甘え」のアンビヴァレンスがエナクトメント内でいかに表出されるか，それを摑み取り，その場で患者に映し返すことが求められます。

④ しかし，治療者であっても恥体験による防衛的対処を行うことは少なくないため，まずは治療者自らの「甘え」のアンビヴァレンスに気づかなければなりません。それが可能になって初めて精神療法による治療効果が期待できるのです。

第6章 「甘え」からみた右脳精神療法　*149*

コラム7　接近・回避動因的葛藤と「甘え」のアンビヴァレンス

　図1（p. 36）からわかるように，右大脳皮質の神経生物学的成熟過程は，脳の尾側から吻側への時系列的発達を反映して，扁桃体に始まり，つぎに帯状回（3～9カ月で接続），眼窩前頭部（10～12カ月で接続）へと続いていきます。初期に成熟する腹側被蓋回路（図1の右側）による「陽性情動（接近）を調整する」機能と，その後に成熟する外側被蓋回路（図1の左側）による「陰性情動（回避）を調整する」機能の二つが相補的に機能することによって，接近・回避動因的葛藤の発生を防止することができるようになります。すなわち，ショアの述べている「このアンビヴァレントな傾向がうまく解消されることが，母子間の『再接近』を意味する」とはそのことを意味します。つまり，再接近危機とはこの二つの相補的機能がうまく働かないということで，これこそ「甘えのアンビヴァレンス」そのもので，行動学的に接近・回避動因的葛藤 approach-avoidance motivational conflict（Elliot, 2013; Richer, 1993）と称されているものです。前者は主体の心理面に，後者は行動面に焦点化した概念です。

コラム8　メタファと精神療法

　情動体験を省察して言語化する際には，明示的に対象的に指し示すことはできません。必ずメタファに類した表現を取らざるをえません。これに関して，土居（2009）は「メタファを理解する能力が精神療法家にとって非常に重要である」（p.155-176）ことを強調しています。メタファと転移の構造が同じだからと説明しています。

　メタファは言葉の表現方法の1つである修辞法に含まれます。修辞法の代表的なものにはシミリー（直喩）とメタファ（隠喩）があります。シミリーは「彼女の足はまるでカモシカのごとし（のようだ）」などの表現のように，喩える対象と喩えられる対象が直接比較され，両者の間に共通の特性が明示されるものです。しかし，メタファは「時は金なり」などのように，喩えを用いながら，表面的には「～のごとし」「～のようだ」という表現形式をも

たない喩え方を指します。このように修辞法とは，その表現を用いる当事者が意識的に用い，比較されている両者間の共通性が一般によく知られていることに特徴があります。

　たとえば「とげとげしい話し方」という表現があります。棘が刺さった時の痛みと，ある話し方を聴いた時に感じる不快感との間に，身体を通して感じ取るものに共通する「痛々しさ」を感じ取っているとしか表現しようのないものです。だから「とげとげしい話し方」という表現が成立するのです。このような体験を可能にしているのが，無様相知覚とか生気感情などといわれるもので，人間に本能的に備わっている原初的な知覚です。これはありとあらゆる知覚刺激のリズム，大小，強弱などといった動きを鋭敏に知覚するという特徴を有し，一見すると視覚刺激，聴覚刺激などと別個の知覚刺激であると思われるもの同士の間に通底する何らかの共通性を感じ取って，それらを繋ぎ合わせる役割を果たしています。さらに重要なことは，このような知覚の変化は必ずや情動の変化をも同時に生起させることです。つまりは知覚と情動が共時的に作動しているところにこの原初的知覚の大きな特徴があります。

　このことからもわかるように，喩えるものと喩えられるものとのあいだに，同質の力動感 vitality affects が働くことによって，一見するとまったく性質を異にすると思われるものを同一であると認識することが可能になります。

　これに関して，ショアは以下のような重要な指摘を行っています。

　　ヒトの乳児の感覚系は一定の順序で，互いに競合的関係を保ちながら発達する。この発達は，大脳皮質後部の様々な感覚領域が経験に依存して成熟していくことを反映している。最初の１年間を超えて，母親は乳児との二者関係社会感情的交互作用の中で，異なったより強い刺激を与えていく。生後１カ月は嗅覚 - 味覚刺激が支配的な様相で，体性感覚 - 温熱入力は副次的である。２カ月から９カ月までは触覚刺激が優勢で，視覚入力は副次的である。10カ月になると触覚の刺激が減り，視覚の刺激が強くなり，その後に聴覚が優位になる。これらの事象は，皮質下 - 嗅覚，頭頂 - 体性感覚，後頭 - 視覚，側頭 - 聴覚の結合が，眼窩前頭葉皮質に順次成長するようにプログラムされていることに影響を与える。

> 　このような構造的な成熟事象は，重要な機能の進歩を可能にする。乳児は各感覚様相に対してより強い情報を処理できるだけでなく，多様相的感覚刺激を共処理することができるようになる。感覚システムを横断する情報の伝達により，乳児は等価性を認識し，変化する感覚入力に直面しても対象の不変の特徴を検出することができるようになる。この等価現象の背景には，感情負荷や覚醒レベルの類似性があると思われる。したがって，交叉様相的処理は内的表象の抽象化の特性に関与している可能性がある。右半球の眼窩前頭皮質と，元型表象の生成と保存の場である後方皮質感覚野との結合は，交叉様相的処理に不可欠であることが示唆されている。
>
> 　　　　　　　　　　　　　　　（『感情調整と自己の起源』pp. 309-310）

　発達初期の感覚現象においては，短期間で急速に多様な感覚領域が段階的に機能していくようになりますが，その際，各感覚様相に対してより強い情報を処理できるだけでなく，「多様相的感覚刺激を共処理することができるようになる」といいます。つまり，各感覚様相を個別で知覚するのではなく，多様な感覚の「等価性を認識し，対象の不変の特徴を検出することができるようになる」のです。わかりやすく述べると，一見感覚様相を異にすると思われる感覚刺激であっても，そこに通底する刺激の共通するものを感じ取ることができるということです。ここにメタファという言語表現を可能にする神経生物学的根拠が示されていると言えましょう。

付録1　脳解剖学の基本用語

　脳科学に関する記述を読む時に非常に戸惑うのが，神経解剖学の用語です。その中でも大脳は非常に複雑な構造を持つため，その部位別名称も肌理細かい規定があります。少しでも混乱を避ける上で重要になるのが，大脳という明瞭に区分けされ難い部位を称する際の基本となる決め事です。**付録図1**のAとBは，進化論的に考える必要性から，ラットとの比較でもって図式化されています。ここでは『カンデル神経科学第2版』（メディカルサイエンスインターナショナル，2022），「BOX1-1 神経解剖学の用語」（pp. 12-13）「BOX1-2 中枢神経系の解剖学的構成」（pp. 14-17）（Kandel, E. R. & Shadlen, M. N., 高橋琢哉訳）を参考にしています。

　中枢神経系の構成要素の体内における位置と方向は，3つの軸，すなわち，吻側 rostral - 尾側 caudal 軸，背側 dorsal - 腹側 ventral 軸，内側 medial - 外側 lateral 軸を用いて表されます（付録図1のAとB）。これらの用語は，同一種の個体間の脳の成長過程や疾患による違いについて比較する場合に便利です。また，脳の進化を理解するうえで，異なる種の動物の脳を比較することも容易になります。

　A　吻側（rostral）は鼻の方向，尾側（caudal）は尾の方向を指します。背側（dorsal）は動物の背中方向，腹側（ventral）は腹部方向のことです。下等な哺乳類では，これら2つの軸の方向は発生段階から成体まで維持されます。ヒトおよびヒト以外に高等霊長類では，前後軸が脳幹まで110°屈曲しています。この屈曲のため，同じ位置を示す用語でも屈曲部より上の構造物を指す場合と，屈曲部より下の構造物を指す場合では意味が異なってきます。屈曲部より下の脊髄は，吻側が頭部方向を指し，尾側は尾骨（脊柱の下端）方向を指します。腹側 ventral（前方 anterior）は腹部方向，背側 dorsal（後方 posterior）は背中方向を指します。屈曲部より上では，吻側は鼻の方向で，尾側は後頭部の方向，腹側は顎の方向で，背側は頭頂部の方向を指し

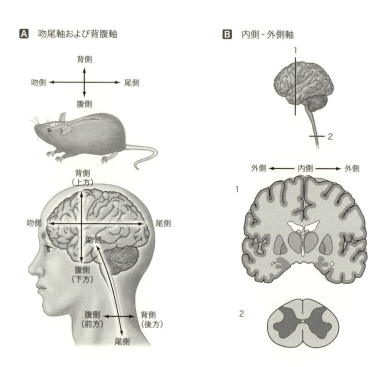
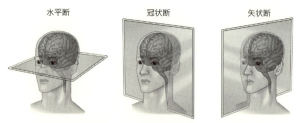

付録図1 中枢神経系の3つの軸

ます。上方 superior という言葉が背側 dorsal，下方 inferior という言葉が腹側 ventral と同じ意味で使われることもよくあります。

　B　内側 medial とは脳の中央部方向，外側 lateral とは横方向を指しています。

　C　脳の断面 section を観察する場合，通常，スライスは3種類の基本的な平面（水平 horizontal 断面，冠状 coronal 断面，矢状 sagittal 断面）のいずれかで行われます。

　ここで重要なことは，進化論的にいえば，尾側は発生学的に古く，吻側に向かって新しいものとなることです。また腹側および内側は発生学的に古く，背側および外側に向かって新しいものとなります。

　中枢神経系の各部の名称については**付録図 2** の通りです。

　A　中枢神経系は7つの主要部位に分けられています。最も尾側にある脊髄から，脳幹（延髄，橋，中脳），間脳（視床，視床下部を含む），終脳または大脳（大脳皮質，その下の白質，皮質下神経核，大脳基底核）へと進みます。

　B　大脳の4つの主要な脳葉は，それらを覆う頭蓋骨の名前から名づけられています。この脳の側面図は左大脳半球のみを示しています。中心溝は前頭葉と頭頂葉を分けています。外側溝は前頭葉と側頭葉を分けています。一次運動野は中心溝のすぐ吻側にある脳回を占めています。

　C　半球を分離すると脳のさらなる部位が見えるようになります。この図は右半球の内側を示しています。脳梁は2つの大脳半球をつなぐ太い神経繊維束です。帯状皮質は大脳皮質の一部で，脳梁を取り囲むように存在します。一次視覚野は鳥距溝を占めています。

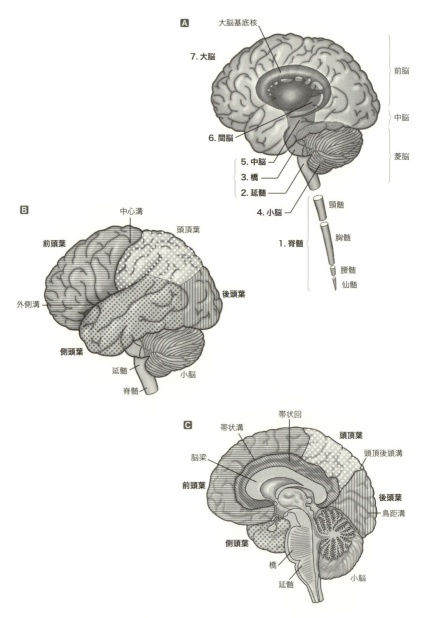

付録図2 中枢神経系の各部の名称

付録2　右半球の構造的特徴——特に眼窩前頭前野を中心に

　ショアの研究は，心理学と生物学を統合するところにあるため，読者にとって（というよりも筆者である私にとって）これまでほとんど馴染みのなかった脳科学用語が頻出します。ショアの著書を読むにあたり，必須の用語についてのみ説明しておきましょう。具体的には，特にショアの調整理論において極めて重要な役割を果たしている「眼窩前頭皮質 orbitofrontal cortex」（同義語として，前頭連合野眼窩部，眼窩前頭前野，前頭前野眼窩部などがある）を初めとする右半球の構造です。

　付録図3は『精神療法という技芸の科学』（p. 82, 2012）に掲載されている図（『右脳精神療法』図3.1にも同じ図が掲載されています）ですが，大脳の中心部にあたる深い部位には，生命や生存機能を司る脳幹と情動中枢と言われてきた大脳辺縁系があります。生後1年の間に大脳辺縁系と右半球の間に大脳辺縁系‐自律神経系回路が接続しますが，この回路が感情調整において重要

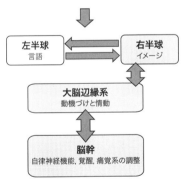

　　付録図3　右脳の縦軸の皮質‐皮質下大脳辺縁系‐自律神経系回路と，それに続く左脳への接続
（『精神療法という技芸の科学』p. 82より）

な役割を果たしています。つまり，脳幹と大脳辺縁系は生誕後特に右半球との強い接続が生じますが，この接続が感情調整において重要な役割を果たしていることを示しています。

　読者のイメージをさらに明確にするために，脳の解剖図を使って説明しましょう。ここに示した**付録図4**は『感情調整と自己の起源』（1994, p. 36）に掲載されているものを参考にしています。右方が前方で，左方が後方になるように，右半球を見ている図です。一般に馴染みのある脳の解剖図では，左側から見た左半球が描かれることが多いのですが，ショアの著書では右半球

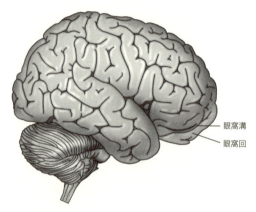

付録図4　ヒト右大脳半球の側面図

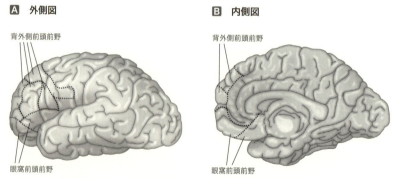

付録図5　ヒト大脳皮質の機能領域のおおよその境界線

が重視されるため右からみた右半球が描かれていることに注目してください。「眼窩溝」と「眼窩回」は右眼窩前頭皮質領域を示し，この領域の臨界期（成熟が最も盛んになる時期）は生後1年目の終わりに開始されます。なお，「眼窩 orbital」は眼球が収まっている骨のくぼみのことです。

付録図5のA（外側面）は付録図4とは反対方向から左半球の外側を見ている図です。ただし，B（内側面）は矢状断面（左半球と右半球を分けている面（大脳縦裂）に沿って切り取った断面）による右半球の内側面を示しています。発達的には「（右半球の）眼窩前頭前野」が先に成熟し，「（左半球の）背外側前頭前野」はその後に成熟していきます。脳の調整機能の発達においてとりわけ重要な役割を果たしているのは，先に成熟する「（右半球の）眼窩前頭前野」です。

以上の二つの図から「眼窩前頭皮質」のおよその位置が分かります。ここで重要なことは，「眼窩前頭皮質」は，「大脳皮質の前下表層面と内部に隠されていて，特に右半球で発達している」ということです。この「眼窩前頭皮質」は，臨界期を通して皮質下と相互接続して互いに作用を及ぼし合い，大

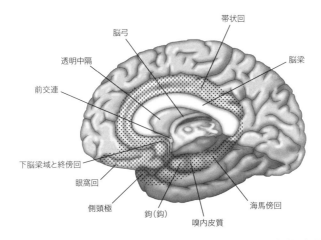

付録図6 脳幹を取り除いた右大脳半球の正中矢状断面図
辺縁系連合皮質（大脳辺縁系）は点々の領域で示されている。眼窩回に注目せよ。

脳辺縁系（**付録図 6 を参照せよ**）の頂点に位置しています（**付録図 3 を参照せ
よ**）。感情調整機能を考える上で鍵を握る部位になります。

　脳の構造を見ていく際に基本的に重要なことは，生命や生存機能において
より重要な役割を果たしている部位は，外部から損傷を受けにくくなるよう
に，外部からは見えないところに位置していることです。別な言い方をする
と，発達段階の初期段階に成熟する部位は奥深い箇所に存在し，その後発達
とともに成熟していく部位はより表層部に位置することになります。このよ
うに脳は，発達の大きな節目によって，組織化，脱組織化，再組織化を繰り
返して，階層状に発達進化を遂げていきます。心理学的発達過程もそうした
脳の成熟過程と整合性を持って理解していくことが重要になります。つまり
は，このような脳の構造の発達的変化過程を抜きに，心理学的発達過程を理
解することはできず，脳の構造と心の機能はつねに関連付けて理解すること
が必要であるとショアは事あるごとに強調しています。

文　献

1）ショアの著書引用箇所の文献リスト

① 『感情調整と自己の起源』

Basch, M. F. (1976). The concept of affect: A re-examination. *Journal of the American Psychoanalytic Association*, 24, 759-777.

de Bruin, J. P. C. (1990). Social behaviour and the prefrontal cortex. *Progress in Brain Research*, 85, 485-500.

Emde, R. N. (1988). Development terminable and interminable. I. Innate and motivational factors from infancy. *International Journal of Psycho-Analysis*, 69, 23-42.

Emde, R. N. (1989). The infant's relationship experience: Developmental and affective aspects. In A. J. Sameroff & R. N. Emde (Eds.), *Relationship disturbances in early childhood* (pp. 33-51) New York: Basic Books. (小此木啓吾監修，井上果子・鈴木圭子・福田真実・久保田まり・浜田庸子・山下清美訳：早期関係性障害——乳幼児期の成り立ちとその変遷を探る．東京：岩崎学術出版社，2003.)

Escalona, S. K. (1973). Basic modes of social interaction: Their emergence and patterning during the first two years of life. *Merrill-Palmer Quarterly*, 19, 205-232.

Field, T. (1985). Attachment as psychobiological attunement: Being on the same wavelength. In M. Reite & T. Field (Eds.), *The psychobiology of attachment and separation* (pp. 415-454). Orlando, FL: Academic Press.

Fogel, A. (1982). Affect dynamics in early infancy: Affective tolerance. In T. Field & A. Fogel (Eds.), *Emotion and early interaction*. Hillsdale, NJ: Lawrence Erlbaum Associates.

Horner, T. M. (1985). Subjectivity, intentionality, and the emergence of reality testing in early infancy. *Psychoanalytic Psychology*, 2, 341-363.

Loewald, H. W. (1986). Transference-countertransference. *Journal of the American Psychoanalytic Association*, 34, 275-287

Luborsky, L., McLellan, A., Woody, G. E., O'Brien, C. P., & Auerbach, A. (1985). Therapist success and its determinants. *Archives of General Psychiatry*, 42, 602-611.

Mahler, M., Pine, F., & Bergman, A. (1975). *The psychological birth of the human infant*. New York: Basic Books. (高橋雅士・織田正美・浜畑紀訳：乳児の心理的誕生——母子共生と個体化．名古屋：黎明書房，1981.)

Putnam, F. W. (1992). Discussion: Are alter personalities fragments or figments. *Psychoanalytic Inquiry*, 12, 95-111.

Russell, J. A. (1980). A circumplex model of affect. *Journal of Personality and Social Psychology*, 36, 1152-1168.

Sroufe, L. A. (1979). Socioemotional development. In J. Osofsky (Ed.), *Handbook of infant development* (pp. 462-516). New York: Wiley.

Suler, J. R. (1989). Mental imagery in psychoanalytic treatment. *Psychoanalytic Psychology*, 6, 343-366.

Termine, N. T., & Izard, C. E. (1988). Infants' responses to their mothers' expressions of joy and sadness. *Developmental Psychology*, 24, 223-229.

Wenar, C. (1982). On negativism. *Human Development*, 2, 1-23.

② 『感情調整不全と自己の障碍』

Beebe, B., & Lachmann, F. M. (1988). Mother-infant mutual influence and precursors of psychic structure. In A. Goldberg (Ed.), *Progress in self psychology* (Vol. 3, 3-25). Hillsdale, NJ: Analytic Press.

Berntson, G. G., Cacioppo, J. T., & Quigley, K. S. (1991). Autonomic determinism: The modes of autonomic control, the doctrine of autonomic space, and the laws of autonomic constraint. *Psychological Review*, 98, 459-487.

Camras, L., Grow, G., & Ribordy, S. (1983). Recognition of emotional expression by abused children. *Journal of Clinical Child Psychology*, 12, 325-328.

Cassidy, J. (1994). Emotion regulation: Influences of attachment relationships. *Monographs of the Society for Research in Child Development*, 59, 228-249.

Cicchetti, D., & Toth, S. L. (1991). A developmental perspective on internalizing and externalizing disorders. In D. Cicchetti & S. L. Toth (Eds.), *Internalizing and externalizing expressions of dysfunction: Rochester symposium on developmental psychopathology* (Vol. 2, pp. 1-19). Hillsdale, NJ: Erlbaum.

Eppinger, H. & Hess, L. (1915). Vagotonia: A clinical study in vegetative neurology. *Journal of Nervous and Mental Disease*, 20, 1-93.

Famularo, R., Kinscherff, R., & Fenton, T. (1992). Posttraumatic stress disorder among children clinically diagnosed as borderline personality disorder. *Journal of Nervous Disease*, 179, 428-431.

Fogel, A. (1982). Affect dynamics in early infancy: affective tolerance. In T. Field & A. Fogel (Eds.), *Emotion and early interaction*. Hillsdale, NJ: Erlbaum.

George, C., & Solomon, J. (1996). Representational models of relationships: Links between caregiving and attachment. *Infant Mental Health Journal*, 17, 198-216.

Hariri, A. R., Bookheimer, S. Y., & Mazziotta, J. C. (2000). Modulating emotional responses: Effects of a neocortical network on the limbic system. *NeuroReport*, 11, 43-48.

Hertsgaard, L., Gunnar, M., Erickson, M. F., & Nachmias, M. (1995). Adrenocortical responses to the strange situation in infants with disorganized/disoriented attachment relationships. *Child Development*, 66, 1100-1106.

Hofer, M. A. (1990). Early symbiotic processes: Hard evidence from a soft place. In R. A. Glick & S. Bone (Eds.), *Pleasure beyond the pleasure principle* (pp. 55-78). New Haven, CT: Yale University Press.

Holmes, J. (1993). *John Bowlby and attachment theory*. London: Routledge. (黒田実郎・黒田聖一訳：ボウルビィとアタッチメント理論．東京：岩崎学術出版社，1996.)

Izard, C. E., Porges, S. W., Simons, R. F., Haynes, O. M., Hyde, C., Parisi, M., & Cohen, B.

(1991). Infant cardiac activity: Developmental changes and relations with attachment. *Developmental Psychology*, 27, 432–439.

Kaufman, J., & Zigler, E. (1989). The intergenerational transmission of child abuse. In D. Cicchetti & V. Carlson (Eds.), *Child maltreatment: Theory and research on the consequences of child abuse and neglect* (pp. 129–150). New York: Cambridge University Press.

Lewis, M., & Miller, S. M. (1990). *Handbook of developmental psychopathology*. New York: Plenum.

Mahler, M., Pine, F., & Bergman, A. (1975). *The psychological birth of the human infant*. New York: Basic Books. (高橋雅士・織田正美・浜畑紀訳：乳児の心理的誕生――母子共生と個体化. 名古屋：黎明書房, 1981.)

Main, M., & Solomon, J. (1986). Discovery of an insecure-disorganized/disoriented attachment pattern. In T. B. Brazelton & M. W. Yogman (Eds.), *Affective development in infancy* (pp. 95–124). Norwood, NJ: Ablex.

Main, M., & Stadtman, J. (1981). Infant response to rejection of physical contact by the mother: Aggression, avoidance and conflict. *Journal of the American Academy of Child Psychiatry*, 20, 292–307.

Main, M., & Weston, D. R. (1982). Avoidance of the attachment figure in infancy: Descriptions and interpretations. In C. M. Parkes & J. Stevenson-Hinde (Eds.), *The place of attachment in human behavior* (pp. 31–59). New York: Basic.

McCabe, P. M., & Schneiderman, N. (1985). Psychphysiologic reactions to stress. In N. Schneiderman & J. T. Tapp (Eds.), *Behavioral medicine: The biophysical approach* (pp. 99–131). Hillsdale, NJ: Erlbaum.

Nayak, M. B., & Milner, J. S. (1998). Neuropsychological functioning: Comparison of mothers at high-and low-risk for child physical abuse. *Child Abuse & Neglect*, 22, 687–703.

Perry, B. D., Pollard, R. A., Blakley, T. L., Baker, W. L., & Vigilante, D. (1995). Childhood trauma, the neurobiology of adaptation, and "use-dependent" development of the brain: How states become traits. *Infant Mental Health Journal*, 16, 271–291.

Phelps, J. L., Belsky, J., & Crnic, K. (1998). Earned security, daily stress, and parenting: A comparison of five alternative models. *Development and Psychopathology*, 10, 21–38.

Rauch, S. L., van der Kolk, B. A., Fisler, R. E., Alpert, N. M., Orr, S. P., Savage, C. R., Fischman, A. J, Jenike, M. A., & Pitman, R. K. (1996). A symptom provocation study of posttraumatic stress disorder using positron emission tomography and script-driven imagery. *Archives of General Psychiatry*, 53, 380–387.

Rolls, E. T., Hornak, J., Wade, D., & McGrath, J. (1994). Emotion-related learning in patients with social and emotional changes associated with frontal lobe damage. Journal of Neurology, *Neurosurgery, and Psychiatry*, 57, 1518–1524.

Schore, A. N. (2002). Clinical implications of a psychoneurobiological model of projective identification. In S. Alhanati (Ed.), *Primitive mental states: Vol. III. Pre- and peri-natal influences on personality development* (pp. 1–65). London: Karnac.

Spangler, G.,& Grossmann, K. (1999). Individual and physiological correlates of attachment disorganization in infancy. In J. Solomon & C. George (Eds.), *Attachment disorganization* (pp. 95-124). New York: Guilford.

Stern, D. N. (1985). *Interpersonal world of the infant: A view from psychoanalysis and developmental psychology.* New York, Basic Books. (小此木啓吾・丸田俊彦監訳，神庭靖子・神庭重信訳：乳児の対人世界 理論編/臨床編．東京：岩崎学術出版社，1989/1991)

Thatcher, R. W. (1994). Cyclical cortical reorganization: Origin of human cognitive development. In G. Dawson & K. W. Fischer (Eds.), *Human behavior and the developing brain* (pp. 232-266). New York: Guilford.

Weil, J. L. (1992). *Early deprivation of empathic care.* Madison CT: International Universities Press.

Wright, K. (1991). *Vision and separation: Between mother and baby.* Northvale, NJ: Jason Aronson.

③ 『感情調整と自己の修復』

Cimino, C. R, Verfaellie, M., Bowers, D., & Heilman, K. M. (1991). Autobiographical memory: Influence of right hemisphere damage on emotionality and specificity. *Brain and Cognition,* 15, 106-118.

Cole, P. M., Michel, M. K., & Teti, L. O. (1994). The development of emotion regulation and dysregulation: A clinical perspective. *Monographs of the Society for Research in Child Development,* 59, 73-100.

Damasio, A. R. (1994). *Descartes' error.* New York: Grosset/Putnam. (田中三彦訳：デカルトの誤り──情動，理性，人間の脳．東京：筑摩書房，2010)

Hammer, E. (1990). *Reaching the affect: Style in the psychodynamic therapies.* Northvale, NJ: Jason Aronson.

Horowitz, M. J. (1983). *Image formation and psychotherapy.* New York: Jason Aronson.

Joseph, R. (1992). *The right brain and the unconscious: Discovering the stranger within.* New York: Plenum Press.

Klein, M. (1946). Notes on some schizoid mechanisms. *International Journal of Psycho-Analysis,* 27, 99-110.

Lewis, P. (1992). The creative arts in transference-countertransference relationships. *The Arts in Psychotherapy,* 19, 317-323.

Ryle, A. (1994). Projective identification: A particular form of reciprocal ole Procedure. *Britisch Journal of Medical Psychology,* 67, 107-114.

Suberi, M., & McKeever, W. F. (1977). Differential right hemispheric memory storage of emotional and non-emotional faces. *Neuropsychologia,* 15, 757-768.

④ 『精神療法という技芸の科学』

Alexander, F, & French, T. M. (1946). *Psychoanalytic therapy: Principles and application.* New York: Ronald Press.

Bower, G. H. (1981). Mood and memory. *American Psychologist,* 36, 129-148.

Bradshaw, G. A., & Sapolsky, R. M. (2006, November/December). Mirror, mirror. *American Scientist,* 487-489.

文　献　*165*

Brand, M., & Markowitsch, H. J. (2008). The role of the prefrontal cortex in episodic memory. In E. Dere, A. Easton, L. Nadel, & J. P. Huston (Eds.), *Handbook of behavioral neuroscience: Episodic memory research* (Vol. 18, pp. 317-342). Amsterdam: Elsevier.

Bromberg, P. M. (2006). *Awakening the dreamer: Clinical journeys.* Mahwah, NJ: Analytic Press.

Bromberg, P. M. (2011). *The shadow of the tsunami and the growth of the relational mind.* New York: Routledge. （吾妻壮・岸本寛史・山愛美訳：関係するこころ——外傷，癒し，成長の交わるところ．東京：誠信書房，2011）

Bugental, J. F. (1987). *The art of the psychotherapist.* New York: Norton. （武藤清栄訳：サイコセラピストの芸術的手腕——科学を超えるセラピーの芸．星和書店，2007）

Cassorla, R. M. (2008). The analyst's implicit alpha function, trauma and enactment in the analyst's borderline patients. *International Journal of Psychoanalysis, 89,* 161-180.

Davies, J. M. (2004). Whose bad objects are we anyway? Repetition and our elusive love affair with evil. *Psychoanalytic Dialogues, 14,* 711-732.

de Waal, F. B. M. (2011). What is animal emotion? *Annals of the New York Academy of Sciences, 1224,* 191-206.

Katz, M., Liu, C., Schaer, M., Pasker, K. J., Ottet, M-C., Epps, A., et al. (2009). Prefrontal plasticity and stress inoculation-induced resilience. *Developmental Neuroscience, 31,* 293-299.

Keenan, J. P, Rubio, J., Racioppi, C., Johnson, A., & Barnacz, A. (2005). The right hemisphere and the dark side of consciousness. *Cortex, 41,* 695-704.

Kilborne, B. (2003). Shame and shame dynamics. Special issue. *American Journal of Psychoanalysis, 63,* 285-287.

Kuhn, T. (1962). *The structure of scientific revolutions.* Chicago: University of Chicago Press. （青木薫訳：科学革命の構造 新版．東京：みすず書房，2023）

Lyons-Ruth, K. (2005). The two-person unconscious: Intersubjective dialogue, enactive representation, and the emergence of new forms of relational organization. In L. Aron & A. Harris (Eds.), *Relational psychoanalysis* (Vol. II, pp. 2-45). Hillsdale, NJ: Analytic Press.

Mancia, M. (2006). Implicit memory and early unrepressed unconscious: Their role in the therapeutic process (How the neurosciences can contribute to psychoanalysis). *International Journal of Psychoanalysis, 87,* 83-103.

Mann, M. (2010). Shame veiled and unveiled: The shame affect and its re-emergence in the clinical setting. *American Journal of Psychoanalysis, 70,* 270-281.

Markowitsch, H. J., Reinkemeier, A., Kessler, J., Koyuncu, A., & Heiss, W. -D. (2000). Right amygdalar and temperofrontal activation during autobiographical, but not fctitious memory retrieval. *Behavioral Neurology, 12,* 181-190.

Reus, V. I, Weingartner, H., & Post, R. M. (1979). Clinical implications of state dependent learning. *American Journal of Psychiatry, 136,* 927-931.

Sands, S. (1994). What is dissociated? *Dissociation, 7,* 145-152.

Sato, W. & Aoki, S. (2006). Right hemisphere dominance in processing unconscious emotion. *Brain and Cognition*, 62, 2261-266.

Schore, A. N. (1994). *Affect regulation and the origin of the self: The neurobiology of emotional development.* Mahwah, N: Erlbaum.

Schore, A. N. (2003). *Affect regulation and the repair of the self.* New York: Norton.

Schore, A. N. (2009a). The paradigm shift: The right brain and the relational unconscious. Invited plenary address, 2009 Convention of the American Psychological Association, Toronto, Canada. Retrieved September 16, 2009, from http://www.allanschore.com/pdf/SchoreAPAPlenaryFinal09.pdf

Schore, A. N. (2009b). Right brain affect regulation: An essential mechanism of development, trauma, dissociation, and psychotherapy. In D. Fosha, D. Siegel, & M. Solomon (Eds.), *The healing power of emotion: Affective neuroscience, development, & clinical practice* (pp. 112-144). New York: Norton.

Vygotsky, L. S. (1978). *Mind in society.* Cambridge, MA: Harvard University Press.

Whitehead, C. C. (2006). Neo-psychoanalysis: A paradigm for the 21st century. *Journal of the Academy of Psychoanalysis and Dynamic Psychiatry,* 34, 603-627.

Zanocco, G, De Marchi, A., & Pozzi, F. (2006). Sensory empathy and enactment. *International Journal of Psychoanalysis*, 87, 145-158.

⑤ 『右脳精神療法』

Bornstein, R. F. (1999). Source amnesia, misattribution, and the power of unconscious perceptions and memories. *Psychoanalytic Psychology*, 16, 155-178.

Bucci, W. (2002). The referential process, consciousness, and the sense of self. *Psychoanalytic Inquiry*, 5, 766-793.

Chused, J. F. (2007). Nonverbal communication in psychoanalysis: Commentary on Harrison and Tronick. *Journal of the American Psychoanalytic Association*, 55, 875-882.

Dehaene, S, Changeux, J-P, Naccache, L., Sackur, J, & Sergent, C. (2006). Conscious, preconscious, and subliminal processing: A testable taxonomy. *Trends in Cognitive Sciences,* 10, 204-211.

Gainotti, G. (2006). Unconscious emotional memories and the right hemisphere. In M. Mancia (Ed.), *Psychoanalysis and neuroscience* (pp. 151-173). Milan, Italy: Springer Milan.

Ginot, E. (2007). Intersubjectivity and neuroscience: Understanding enactments and their therapeutic significance within emerging paradigms. The empathic power of enactments. The link between neuropsychological processes and an expanded definition of empathy. *Psychoanalytic Psychology*, 24, 31-332.

Jacobs, T. J. (1994). Nonverbal communications: Some reflections on their role in the psychoanalytic process and psychoanalytic education. *Journal of the American Psychoanalytic Association,* 42, 741-762.

Kane, J. (2004). Poetry as right hemispheric language. *Journal of Consciousness Studies,* 11, 21-59.

Kris, E. (1952). *Psychoanalytic explorations in art.* New York, NY: International Universities Press.（馬場禮子訳：芸術の精神分析的研究．東京：岩崎学術出版社,

1976.)

Lane, R. D. (2008). Neural substrates of implicit and explicit emotional processes: A unifying framework for psychosomatic medicine. *Psychosomatic Medicine*, 70, 214-231.

Maroda, K. J. (2005). Show some emotion: Completing the cycle of affective communication. In L. Aron & A. Harris (Eds.), *Revolutionary connections. Relational psychoanalysis. Vol. II. Innovation and expansion* (pp. 121-142). Hillsdale, NJ: Analytic Press.

Pincus, D., Freeman, W., & Modell, A. (2007). A neurobiological model of perception: Considerations for transference. *Psychoanalytic Psychology*, 24, 623-640.

Racker, H. (1968). *Transference and countertransference*. New York, NY: International Universities Press. (坂口信貴訳：転移と逆転移. 東京：岩崎学術出版社, 1982)

Sandler, J., & Sandler, A. -M. (1986). On the development of object relations and affects. In P. Buckley (Ed.), *Essential papers on object relations* (pp. 272-291). New York, NY: New York University Press.

Schore, A. N. (2009). Relational trauma and the developing right brain. An interface of psychanalytic self psychology and neuroscience. *Annals of the New York Academy of Sciences*, 1159, 189-203.

Shuren, J. E., & Grafman, J. (2002). The neurology of reasoning. *Archives of Neurology*, 59, 916-919.

Ulanov, A. B. (2001). *Finding space. Winnicott, God, and psychic reality*. Louisville, KY: Westminster John Knox Press.

２）本書の文献リスト

Bateson, G. (1972). *Steps to an ecology of mind*. Chicago: University of Chicago. (佐藤良明訳：精神の生態学 改訂第2版. 東京：新思索社, 2000)

Bowlby, J. (1982). *Attachment and loss. second edition. Volume 1: Attachment*. New York, NY: Basic Books. (黒田実郎・大羽蓁・岡田洋子・黒田聖一訳：新版 母子関係の理論 (1) 愛着行動. 東京：岩崎学術出版社, 1991)

土居健郎 (1971).「甘え」の構造. 東京：弘文堂.

土居健郎 (2009). 臨床精神医学の方法. 東京：岩崎学術出版社.

Elliot, A. J. (Ed.) (2013). *Handbook of Approach and Avoidance Motivation*. New York: Psychology Press.

遠藤利彦 (2007). アタッチメント理論とその実証研究を俯瞰する. 数井みゆき・遠藤利彦 (編). アタッチメントと臨床領域. 京都：ミネルヴァ書房.

Kandel, E. R. & Shadlen, M. N. 著, 高橋琢哉訳 (2022). 神経解剖学の用語. Eric R. Kandel, John D. Koester, Sarah H. Mack, Steven A. Siegelbaum (Eds.), 宮下保司監修, 岡野栄之ら訳：カンデル神経科学第2版. 東京：メディカルサイエンスインターナショナル, pp. 12-13.

Kandel, E. R. & Shadlen, M. N. 著, 高橋琢哉訳 (2022). 中枢神経系の解剖学的構成 .Kandel, John D. Koester, Sarah H. Mack, Steven A. Siegelbaum (Eds.), 宮下保司監修, 岡野栄之ら訳：カンデル神経科学第2版. 東京：メディカルサイエンスインターナショ

ナル，pp. 14-17.

木村敏（1994）．心の病理を考える．東京：岩波書店．

Kobayashi, R. (1996). Physiognomic perception in autism. *Journal of Autism and Developmental Disorders,* 26(6), 661-667.

Kobayashi, R. (1998). Perception metamorphosis phenomenon in autism. *Psychiatry and Clinical Neurosciences.* 52(6), 611-620.

Kobayashi, R. (1999). Physiognomic perception, vitality affect and delusional perception in autism. *Psychiatry and Clinical Neurosciences,* 53(5), 549-555.

小林隆児（2004）．ブックガイド　アラン N. ショア著『情動調整障害と自己の障害』『情動調整と自己の回復』．そだちの科学，2, 118.

小林隆児（2008）．こころと脳をつなぐ架け橋としての情動と愛着――Allan Schore の理論を中心に．小児看護，31(6), 733-736.

小林隆児（2014）．「関係」からみる乳幼児期の自閉症スペクトラム――「甘え」のアンビヴァレンスに焦点を当てて．京都：ミネルヴァ書房．

小林隆児（2015）．あまのじゃくと精神療法――「甘え」理論と関係の病理．東京：弘文堂．

小林隆児（2016）．発達障碍の精神療法――あまのじゃくと関係発達臨床．大阪：創元社．

小此木啓吾（1993）．アンビヴァレンス．加藤正明ら（編）新版精神医学事典．東京：弘文堂，pp. 26-27.

Rass, E. (Ed.) (2018). *The Allan Schore Reader: Setting the Course of Development.* New York: Routledge.

Richer, J. M. (1993). Avoidance behavior, attachment and motivational conflict. *Early Child Development and Care,* 96, 7-18.

斎藤久美子（2002）．マーラー．小此木啓吾（編集代表）精神分析事典．東京：岩崎学術出版社，pp. 414-415.

Stern, D. N. (1985). *Interpersonal world of the infant: A view from psychoanalysis and developmental psychology.* New York, Basic Books.（神庭靖子・神庭重信訳：乳児の対人世界 理論編/臨床編．東京：岩崎学術出版社，1989/1991）

Stern, D. N. (2010). *Forms of Vitality: Exploring Dynamic Experience in Psychology, the Arts, Psychotherapy, and Development.* London: Oxford University Press.

Sullivan, H. S. (1954). *The psychiatric interview.* New York, W. W. Norton.（中井久夫ら訳：精神医学的面接．東京：みすず書房，1986）

Werner, H. (1948). *Comparative psychology of mental development.* New York: International University Press.（鯨岡峻・浜田寿美男訳：発達心理学入門．京都：ミネルヴァ書房，1976）

山科満（2022）．逆転移．臨床心理学中事典．東京：遠見書房，p. 84.

芳賀純（1995）．感覚運動期．発達心理学辞典．京都：ミネルヴァ書房，pp. 116-117.

おわりに

感情調整療法では，精神病理の成因を生後1年半の乳児期に求めています。よって，感情調整療法を習熟するためには生後1年半の乳児と養育者の間でいかなる交流が生まれるのか，体験的に理解することが必須の学びとなります。それが無意識的コミュニケーション世界を学ぶことでもあるのです。ショアは以下のように述べています。

> この高度に効率的な身体によって駆動された迅速な情動的コミュニケーション・システムは，本質的に非言語的である（Schore, 1997c）。したがって，現在の発達研究は，治療者が投影性同一化を受け取る状態は母親の受容性と同一であるという20年以上前のグロトスタイン Grotstein（1981）の推測を支持している。
>
> （『感情調整と自己の修復』p. 60）

さらに以下のように述べます。

> 臨床精神分析過程における非言語的要素の重要な役割に関する論文の中で，ジェイコブス Jacobs は，非言語的コミュニケーションを理解する技術を習得することは，「熟練した乳児観察者になることを学習するようなもの」だと述べている（1994, p. 748）。クリスタル Krystal（1988）は，「乳幼児期の非言語的情動システム」が生涯を通じて作動し続けることを指摘した。私は，非言語的で無意識的な転移 - 逆転移関係の双方向的情動交互作用メカニズムのより深い理解が，臨床精神分析のフロンティアを表していると結論づけている。
>
> （『感情調整と自己の修復』p. 26-27）

ここでのショアの主張は「赤ちゃんから学びなさい」ということです。これこそが筆者の切実な思いでもあります。

私の時代の医学教育と今のそれとを比較すれば，大きな変化があったことは確かでしょう。しかし，今日の臨床教育においても，専門知識や技術を学ぶことに重点が置かれ，「赤ちゃんから学ぶ」ことなど，想像だにされないことは少なくないのではないでしょうか。そこでは治療者の中立性や理性的態度が好ましいとさえ考えられています。

ショアの主張は，理性的態度は必要であるにしても，それよりさらに求められるのは，「臨床家の感性」だということです。生誕後の1年半の親子関係での情動体験がその後の生涯発達における雛形として生き続けることを考えると，私たちは「赤ちゃん」の心に学び，さらには「親子関係」で一体何が起こっているのかを直接観察を通して真摯に学ぶ必要があります。今はそんな時代だと言っても過言ではありません。筆者が定年退職後に臨床家向けの感性教育（小林，2017）を実施しているのは，まさにこれから期待される臨床家を養成するためなのです。本書がそうした教育の流れに一石を投じることができれば，筆者として本望です。

2024年初夏

小林　隆児

文　献

小林隆児（2017）. 臨床家の感性を磨く――関係をみるということ. 東京：誠信書房.

索　引

あ行

アイコンタクトへの抵抗　67
相反するパターンの活性化　70, 130
アクーチオー actio　58
アクチュアリティ　6, 58
足場がすり抜ける恐怖　124
アタッチメント
　——の神経生物学的調整モデル　14
アタッチメント結合の再接続　60
アタッチメント・パターン　22, 64, 65,
　68, 71, 72, 76～78, 84, 85, 101, 133, 147
　——の類型　64, 85
頭隠して尻隠さず　134
軋轢（アンビヴァレンス）　34, 37
アナログ的なものからデジタル的なものへ
　49
アポトーシス破壊（細胞死）　77
甘え　86
　——たくても甘えられない　125, 148
　——のアンビヴァレンス　85, 86, 125,
　127, 144, 147, 149
　受身的愛情希求である——　127
　自分の——がわかっていなければならな
　い　136
あまのじゃく　139～141
新たな始まり　108
アレクサンダー Alexander,F.　103
安心　84
安心基地　22, 75
安全　84
　——すぎる　97, 98
　——だとは感じるが完全に安全ではない

97
　——な環境の文脈の中で感情的に許容で
　きる用量　97, 98
安全感　100
安定型アタッチメント　16, 44, 64～66,
　71, 73, 128, 147
　獲得された——　147
アンビヴァレンス　34, 37, 66, 86, 111,
　125～130, 132～139, 141～146, 148,
　149
アンビヴァレント　66, 75
　——型　65～68, 72～76, 78, 84, 128
　——な傾向　128, 149
暗黙的自己
　——の治療　13
　——の低覚醒の虚脱　96
暗黙のコミュニケーション　4
暗黙の調整役　144
怒りや拒絶の行動　75
生き生きとした情動の高まり　50
生き生きとした表情　25
生き残る　81, 132
意識下　→ 気づかないところ（意識下）
意識，前意識，および無意識の心の階層的
　組織化　106
意識的　4
意識的に気づかない時　5
意識の左前頭前野　105
　——から前意識の右前頭前野へ　105
依存（頼ること）dependence　123, 124
依存的抑うつ状態 anaclitic depression
　61
一義的　4, 133

一次視覚野　155
一者心理学　4, 86, 108, 136
一体感願望　59
違反線 fault lines　116, 131
今現在の時々刻々と変化する様　49
言われていることと伝わってくる情動との
　　間の乖離　135
陰性および陽性感情耐性の拡張　91
陰性感情　33〜35, 37, 44, 59〜61, 63, 79,
　　116, 131
　　──から陽性感情へと回復していく
　　61
　　──状態　60, 116
陰性治療反応　143
ヴァーバル verbal　56
ヴィゴツキー Vygotsky, L. S.　96, 97
ウエストン Weston, D. R.　72, 128
ウェルナー Werner, H.　52〜55
ヴォーカル vocal　56
右心　105
映し返し　24, 25, 28, 50, 102
　　顔による──　23
　　継続的な調律された──過程　62
右脳　4, 90
　　──から左脳へ　108
　　──機能　91
　　──によるコミュニケーション　4
　　──の高次から低次へ　105
　　──の自伝的エピソード記憶の再体験
　　100
　　──の身体に基盤を持つ対話　137
　　──の成熟過程　148
　　──の前意識から深い無意識の水準へ
　　105
　　──の潜在的能力　118
　　──の皮質成分と皮質下成分が切り離さ
　　れる　96
　　──の二つの皮質 - 辺縁系回路　35
　　──皮質　34

ウラノフ Ulanov, A.　123
運動 - 情動的反応　53
エナクトメント　95, 116, 130, 131, 143,
　　144
エネルギー供給　30
エネルギー消費性交感神経系とエネルギー
　　保存性副交感神経系が同時に活性化す
　　る　76
エネルギー伝達　30
エネルギー保存性副交感神経系（迷走神
　　経）メカニズム　80
エネルギーを消費する交感神経優位　32
エネルギーを保存する副交感神経優位
　　32
エムディ Emde, R. N.　112
遠位覚　49
同じ波長にいる　31
親に背を向けながら近づく　70, 130

か行

解決不可能なパラドックス　69, 130
　　──に陥る　70
外在化発達精神病理　67, 76
　　──に関連した調整不足　71
外傷後ストレス障碍　77
外傷性感情　44
階層状に遂げられる発達進化　160
階層的に組織化された皮質 - 皮質下系の創
　　発的特性　8
階層モデル　104
外側溝　155
外側被蓋回路　149
外側被蓋カテコールアミン作動性システム
　　の拡張　75
外側被蓋ノルアドレナリン作動性入力
　　32
外側被蓋辺縁系回路　33, 63
　　──（回避）　35
　　──の活性化　62

索引 173

――の成熟の維持　63
――配線　35
――を介した保存 - 撤退状態　66
回避型　66
解離　44, 79, 80
――した感情がもっとも賦活されやすい
　　瞬間　138
解離性虚脱　81
解離性激怒　81
解離性防衛　132
覚醒耐性　91
覚醒調整を制御する腹内側皮質の髄鞘形成
　の促進　97
覚醒度　90
　高い――に対する感情耐性を高める
　　29
　高い――の強い陽性感情状態　29
　母親自身の――の調整不全　79
覚醒の相互調整システム　24, 50
過少覚醒　28, 77, 80, 81, 89, 90, 100
――状態　32, 89
過剰覚醒　28, 77, 79～81, 89, 90, 100
――状態　32, 76
過小評価　126
過剰抑制　45
価値判断
　速度は遅いが緻密な大脳皮質の五感と理
　　性を介した――　51
　粗雑な――　51
合併状態　24
カテゴリー感情　50
下部方向の皮質から皮質下へ　105
眼窩 orbital　159
眼窩回　159
眼窩溝　159
眼窩前頭前野　32, 157, 159
――の成長スパート　35
眼窩前頭皮質 orbitofrontal cortex　8,
　157, 159

――成熟の臨界期　35
眼窩前頭部　35, 149
眼窩前頭葉システム　102
眼窩前頭葉皮質における分節化　62
関係外傷 relational trauma　45, 64
関係精神分析　14
関係パターン　137
患者がいかに語ったか　49
患者 - 治療者関係　46
患者治療者間の間主観的コミュニケーショ
　ン　142
患者 - 治療者間の右皮質下対右皮質下コミ
　ュニケーションである　46
患者と調律する臨床家　46
患者と治療者の右脳システム間の治療同盟
　4
患者と治療者との間主観的コミュニケーシ
　ョン　138
患者と共にいる　118
患者の隠れた甘えを容易に感知しない
　127
患者の言葉の裏で何が起こっているかを直
　感的に感知する　119
患者の転移パターン　143
間主観性　43, 133
間主観的共鳴の文脈　115, 117, 134
間主観的態度　85
間主観的領域　43
――内の対人的共鳴が引き起こす状態の
　　増幅　117
――の精神生物学的核心　132
感情 affects　38
感情 feelings　38
感情核　29, 64, 67, 74
　交感神経に偏った――　76
感情現象　2
感情耐性の窓 window of affect tolerance
　90, 93
――の拡張　92

——を調整する境界域　93
——を調整する境界の限界域　90, 93,
　99, 144
冠状 coronal 断面　155
感情調整　89
　——機能　160
　——戦略の一形態　145
　——不全　45, 89
　自分自身と患者の——　118
感情耐性の調整境界の限界域　116, 138
感情調整療法　4, 89, 93
感情的交互作用　43, 110, 150
感情的コミュニケーション　23, 24, 43,
　60
感情という精神生物学的現象　89
「感情」と「関係」を扱うことの難しさ
　6
感情の一義性　89, 133, 136
感情の形と輪郭での表出　50
感情の組織化されたパターン　111
感情の不一致　59
感情表現の最小化　74
感性　119
　——豊かで共感的な治療者　97
　——豊かで調律された養育者　89
　——豊かな養育者　60
　——豊かな臨床家の能力　119
　——豊かな臨床家の浮遊する注意力
　119
　——を磨く　117
間脳　155
危険な状態　95
擬死　82
気質　33
気づかないところ（意識下）　2
ギノー Ginot, E.　123, 137
「技法」という概念から離れる　136
希望のないやるせなさ（絶望）　43
逆転移　112, 113, 134, 138, 144

——過程　112
——状況　113
——の定義　112
——の力動　112
最もストレスの多い——反応の誘発
　116
最も難しい——　115
逆U字　90, 91
——の尾部　90
客観性　85, 133
共感的に共鳴できる受容状態　114
共生　22
——期　23, 25〜30, 37, 125
——段階　21
共生的「合併」体験　25
強迫症状　74
恐怖　43
——システム　47
興味‐興奮　26, 28, 30
共鳴　24, 50
局所論的
——相互退行　108, 109
——退行　103, 108
——モデル　107
キルボーン Kilborne, B.　115
近位覚　49
クーン Kuhn, T.　1, 3
クライン Klein, M.　41, 42
グラフマン Grafman, J.　111
クリス Kris, E.　105
ケイン Kane　106
激怒　43
解毒して同化可能な形で返す　44
ゲノッチ Gainotti, G.　110
煙感知器　47
嫌悪　43
言語化できない身体的反応　128
言語的 verbal　56
——コミュニケーション verbal

communication　56

──水準　69

現実　58

原始的情動　47

原始的体制が支配的な心的生活　52

原始的な心の働き　41〜43

原始的防衛機制　44

原初的（原始的）機能　54

原初的知覚　48

高覚醒　24, 28, 33, 96

──の状態　50, 75

──の爆発的断片化　96

──の陽性感情に対する耐性　29

効果的な精神療法の中核となる臨床スキル
　118

交感神経

──活動の相殺　62

──と副交感神経系が相互作用できなく
　なる　77

交感神経系

──過剰覚醒　28

──過剰覚醒から副交感神経系過少覚醒
　に急激に切り替わる　45

──高覚醒状態を調整する　74

──と背側迷走神経系副交感神経系の同
　時的で大規模な活性化　95

──の腹側被蓋神経が選択的に刈り込ま
　れる　67, 74

──優位な高覚醒　62

──優位のエネルギー消費モード　31

──優位の覚醒　32

抗議　80

──行動　27

高強度の感情刺激　74

交叉様相的処理　151

高次機能を脱ぎ去ること　104

高次の右脳　105

恒常性メカニズム　63

構造的な再組織化　35

構造論的相互退行　108, 109

構造論的退行　103, 107

構造論的モデル　107

肯定的

──快楽感情の個体発生的適応　22

──な快楽調の遊び行動　28

──な関係　42

──／能動的気分　84

行動　1, 4

──の変化　2

──パラダイム　1

行動障碍　76

行動心理学　1

行動対処戦略　69

興奮　43

──と鎮静　33, 35

──・抑制（自律神経系）平衡　33

興奮性ドーパミン作動性　32

──腹側被蓋辺縁系回路　75

──腹側被蓋辺縁系前脳‐中脳回路の活
　性化の減弱　32

高揚　43

高揚感 joy　21, 29, 32

高揚した感情の瞬間　99, 110, 116, 117,
　137, 138, 144

声の抑揚，身振り手振り　136

凍りつき　81, 82

心の原始的領域　41

心の生理的最深部　46

「個体化」期　22

誇大感　28

古代人　53

誤調律　31, 61

──による恥の体験　61

言葉で象徴されずに伝達されているもの
　4

言葉という象徴化されたもの　4

言葉の背後に蠢いている生命力　49

子どもの内的状態　23

コフート Kohut, H.　21, 59
コミュニケーションの韻律的要素　114
コミュニケーションの二重性　56
コルチコトロピン放出因子　32
コルチゾールレベル　76
　　高い——　68

さ行

再エナクトメント　100, 116, 123, 137
再会行動　27
再会すると攻撃性が強まる　128
再接近　128, 149
「再接近」期　22, 32, 34
　　——の課題　34
再接近危機 rapprochement crisis　34,
　　128
再組織化　63, 160
再調律　61
左心　105
左脳　90
　　——から右脳への移行　3, 107, 108
　　——機能　91
　　——的思考　4
　　——の言語ベースの認知過程　3
　　——皮質　34
様々な内的状態間の移行　8
サリヴァン Sullivan, H. S.　56
酸化ストレス　77
サンズ Sands, S.　132
サンドラー Sandler, A. M.　106
サンドラー Sandler, J.　106
視覚感情的伝達の断絶　31
視覚 - 情動的コミュニケーション　28
視覚・情動的な融合体験　28
自我の統制下での退行　105, 106
時間的・感情的パターン　24
時間分解能　6
自己愛的感情の萎縮　32
自己愛的な快楽　27

自己愛的に他者と脆弱な関係を維持する
　　44
自己感の感情核　29
自己調整　60, 63, 71, 89
　　——能力　29, 61
　　——の構造と機能の経験依存的な発達
　　　8
　　——の発達　8
事後的にしか気づくことができない
　　41, 49
自己と対象の間の境界が失われる対人相互
　　作用　42
自己の断片化　45
自己発見的仮説　8
自己発見的モデル　8
視床下部 - 下垂体 - 副腎皮質（HPA）軸の
　　ストレス反応　68
視床下部 - 下垂体 - 副腎（HPA）システ
　　ムの構造変化　77
視線回避　66, 129
　　——を覚醒調節メカニズムとして利用す
　　　る　73
　　——を多用した無視　73
自然発生的相互退行　123
視線を介した感情的コミュニケーション
　　50
しつけ　34
児童虐待の世代間伝達　71
自分自身の主観的および間主観的経験の即
　　座の気づき　118
自分自身の状態の変化の認識　4
自分のありのままの姿　124
自分の感じた思いを正直に率直にあるがま
　　まにことばにして語りかける　142
「自閉」　22
　　——段階　21
シミリー（直喩）　149
社会化手続き　31
社会化の担い手　31

索 引　*177*

社会感情現象の動的メカニズム　8
社会情動機能の発達　7, 8
社会的参照交互作用　28
社会的適応能力　35
シューレン Shuren, J. E.　111
周囲を巻き込みながら激しい興奮を呈する
　　病態　76
修正情動体験　101, 103, 112
終脳　155
主観的情動領域を表現する共通言語　6
主観的な無力感　71
受動的回避　66
受動的な対処　84
受容的副交感神経エネルギー保存モード
　　30
種を超えた心理学 trans-species
　　psychology　2
瞬間瞬間の感情方向の一致　23
瞬間瞬間の動的変化　46
浄化　44
生涯発達　1
症状の形成　148
状態 state　44
　　——移行　31
　　——依存性外傷性暗黙的手続き記憶
　　　100
　　——依存的学習　100
　　——依存的想起　101
情動 emotions　1, 2, 4, 38
　　——解読能力の欠損　77
　　——状態　93
　　——処理右脳の再組織化　147
　　——体験の言語化　101, 107, 108
　　——調整戦略の形態　72
　　——的応答性　75
　　——的鏡　25
　　——的価値判断　51
　　——的鈍麻　91
　　——的な繋がり　1

　　——的に伝達し合う二者関係　42
　　——という可視化困難な事象　4
　　——に対する感受性と反応性　112
　　——の自己調整　22
　　——の調整戦略　146
　　——の調整と調整不全　9
　　——の同期　24
　　——のわずかな違いや変化を心に銘記す
　　　る　119
　　——補給　27, 125
　　——を介した価値づけ　51
　　——を介したコミュニケーション　9
　　——を介した非言語的交流　41
　　——を通した繋がり　1
　　強烈な陰性——状態　79
　　許容するのが困難な——　72
情動調律　24
　　——機能不全　34
情動的コミュニケーション emotional
　　communication　2, 41, 56
衝動的なパーソナリティ構造　75
情動発達の最近接領域　96, 138, 144
常同反復行動　74
初期の成熟途上の右半球　8
初期の脳の成熟過程　1
初期の歴史　138
自立 independence　125
自律神経系　3
　　——覚醒の力動パターン　81
　　——過剰覚醒　45
　　——活動の突然の移行　32
　　——のエネルギーを消費する交感神経と
　　　エネルギーを保存する副交感神経の
　　　成分が同時に活性化される　70
　　——の交感神経成分の活性化の高まり
　　　31
　　——の反応　113
　　——の反応をモニターする　46
　　——の平衡機能　63

自律性の発達　27
自律調整　144
　——される生命維持機能　26
死を装う危険な姿勢　80
進化論的に古い背側迷走神経系　82
新奇刺激　51
新奇場面法　64, 130
神経症・心身症　74
神経精神分析　14
神経生物学的研究の限界　5
神経生物学的現象　45
心身症　9
心‐身のコミュニケーション　45
身体
　——と精神の間の解離によるギャップ
　　　124
　——に基盤を持つ非言語的コミュニケー
　　　ションを共感的に受け取り表現する
　　　能力　118
　——に基盤を持つ無意識　106
　——に基盤を持つ感情現象　6
　——に基盤を持つ情動現象　6
　——に基盤を持つ大脳辺縁系‐自律神経
　　　系コミュニケーション　46
心‐体コミュニケーション　6
身体的虐待を行う母親　70
身体的逆転移　143
「心‐体」を相手に調律している　46
慎重に準備され維持され調整され保護され
　　なければならない楽器
　——に似ている治療者の感性　119
侵入的な母親　75
真の情動　108
親密なあるいは近しい関係　43
信頼感　100
森羅万象すべてに生命が宿っている　55
心理学的事象　45
心理的誕生　22
随意運動機能　3

——研究　3
垂直方向に組織化されたシステム　50
垂直方向の階層状態の切り替え　105
水平 horizontal 断面　155
水平方向の状態の切り替え　105
推論過程　111
スターン Stern, D.　13, 25, 38, 48, 49, 51,
　52, 54, 58, 114
ストレス回復メカニズム　60
ストレス耐性の低さ　68
ストレス調整 HPA 軸　3
ストレス調整交互作用　63
ストレス調整視床下部‐下垂体‐副腎皮
　　質軸（Hypothamic-Pituitry-Adrenal
　　axis: HPA 軸）　3
拗ねている　140
生気感情 vitality affects　25, 48〜52, 54,
　55, 58, 111, 132, 137, 150
　——の生成過程　51
制御不足　76
脆弱な調整能力　77
成熟過程　9
精神障碍　9
精神神経生物学的モデル　8, 15, 41
精神生物学的調律　23, 24, 30
　——された「覚醒の相互調整システム」
　　　30
　——された感情　24
　——された感情を生成する融合状態
　　　50
　——された共感的な治療者　123
　——された直感的な臨床家　131
　——された陽性感情　31
精神生物学的な再調律　60
精神病理発生　1, 13, 33, 89
精神分析　41
精神療法　2
生存‐撤退状態　134
生体画像研究技術　6

精緻な理性的判断　51
正の増幅回路　25
「生物学的」鏡　25
生物学的原始的情動　43
生命体の適応調整過程　8
生命の脅威　80, 95
生命力 vitality　48
生理学的反応　143
脊髄　155
接近・回避動因的葛藤 approach-avoidance
　motivational conflict　131, 149
接近・接触を求める行動　75
接近と（積極的）回避　67
　——のモード　67
接近欲求に伴うくぐもった抗議反応　73
絶望　80
　——と無力感　134
前意識　46
　——的にモニターする　46
　——での気づきを意識化しない　47
　——と深い無意識との接続　46
　——の右前頭前野　105
前言語的な感情的絆の形成　25
潜在記憶の座　110
前象徴的過程　4
前象徴的・前言語的経験の保存　110
選択的な結合の消失と再分配　62
前頭前野
　——眼窩部　157
　——の逆行性変化　62
前頭辺縁系皮質の最終的な成熟　63
前頭葉辺縁系調整システム　33
前頭葉辺縁系皮質
　——の最終的な成熟　35
　——の腹側被蓋辺縁系回路の維持　62
前頭連合野眼窩部　157
全能感　28
相互調整　26
相互に調律された相互作用　23

相互の視線作用　23
　——を妨げる　73
相互の相補的影響　23, 24, 42
相互報酬システム　25
双方向的　24
　——過程　42
　——感情調整　29, 62, 83, 84, 89, 92,
　135
　——経験　7
　——修復　61, 79, 144
　——調整の失敗　71
　——表象　61
相貌的知覚 physiognomic perception
　48, 52
組織化　160
　——されている　66, 76
　——されない　66
　——の原理　13
ソロモン Solomon, J.　68, 70, 130

た行

ダーウィン Darwin, C.　12, 13
第X脳神経としての迷走神経　82
体温調整　26
退行　107
　——の本質的なメカニズム　105
　過去の機能様相の解放と脱抑制の過程と
　しての——　107
帯状回　35, 149
対象関係論　41
帯状皮質　155
対人関係神経生物学的治療原理　123
対人的距離の取り方　35
耐性の窓 window of tolerance　90
体性マーカー　143
大脳　155
大脳半球の成長周期　39
大脳皮質の後頭葉の髄鞘化　26
大脳辺縁系　3, 157

——‐自律神経系回路　157
——の神経伝達パターン　77
——の頂点　8, 159
他者の情動状態の変化の認識　4
他者の表情や姿勢の微妙な変化の知覚
　4, 118
脱愛着 detachment　80
脱組織化　160
楽しみ‐喜び　26, 28, 30
ダマシオ Dasmasio, A. R.　38
多様相的感覚刺激の共処理　151
段階的ストレス感化　97
段階特異的な自己愛状態　28
「断裂と修復」のパターンの本質　61
知覚‐運動‐情動　54
知覚と情動の共時的作動　150
チューズド Chused, A. R.　5
中心溝　155
中枢神経系
　——から自律神経系へ　3
　——の成熟過程　33
中等度の（適正な）覚醒　90
中脳皮質の過剰なドーパミン作動性軸索の
　競合的除去　62
調整過剰障碍　66, 74
調整過剰による内在化精神病理　72
調整境界圏内の限界域の上限　96
調整されない恥体験　61
調整してくれない他者との相互作用　61
　——の代謝亢進という精神生物学的状態
　　80
調整不全　125
　——状態　71
　——のストレス反応　96
　——の病原性図式　146
　——の副交感神経系の恥と嫌悪の状態
　　126
調整不足障碍　67, 76
調整不足による外在化精神病理　72

調整理論　4, 13, 89
挑発行動　76
調律された感性豊かな養育者の関与　33
直感的　4
　——な治療者　131
治療者の感性　112
　——とさじ加減　99
治療者の逆転移パターン　143
治療者の情動的応答性　112
治療者の恥　115
　——の覚醒に向き合わない　134
治療者の有能さ effectiveness　112
治療的ナラティブ　102
適正な（中等度）覚醒　81
デイヴィス Davies, J. M.　116
低エネルギーで副交感神経系優位な間主観
　的領域　126
低エネルギーの間主観的フィールド
　115, 134
低覚醒　24, 28, 33, 96
　——感情　75
　——の状態　50
抵抗型　66
抵抗／逆抵抗モード　116, 131, 143
低次機能の解放もしくは表現　104
低次の右脳　105
低調な抑制状態　32
適応的投影性同一化　44
転移　109, 111
　——‐逆転移関係　112
　——‐逆転移交互作用　113
　——‐逆転移コミュニケーション
　　46, 55, 109, 110, 113, 117, 143
　——‐逆転移のエナクトメントのやりと
　　り　115, 117
　——‐逆転移の見取り図　146
　——コミュニケーション　113
　——状況　113
　——性の右脳対右脳の非言語的コミュニ

ケーション　110

　　──に関する最近の精神力動モデル
　　111

　　──の感情パターン　132

土居健郎　126, 127, 136, 145, 149

投影性同一化 projective identification
　41～43, 46, 143

　　──過程　42

　　──のメカニズム　45

等価性　151

同期　23

同時的で暗黙裡の非言語的な表現　131

闘争‐逃走反応　81

動的システム理論　30

同盟を作る治療者の能力　112

東洋思想　55

トーン・ダウン状態　30

特質 trait　44

毒性が強い　60

突然の不連続な逆調整スイッチ
　　counterregulatory switch　45

どのように語られたか　114

な行

内因性オピオイド　80

内在化　63

内在化発達精神病理　74

　　──に関連した調整過剰　71

内臓反応　143

　　──によって感じ取る　112

内側 medial‐外側 lateral 軸　153

内的作業モデル　84

内的精神生理学的状態　24

内的な生命力の顕在化　53

内的認知過程　2

なぜそう語ったか　49

何を語ったか　49

生で感じたことを象徴に変える　102

二次過程　91

　　──から一次過程　105

　　──認知　90

二者間視線交互作用　24, 25, 50

二者間の共生状態　26

二者間の心／脳／体の精神生物学的調律
　31

二者心理学　4, 86

　　──的視点　108

二重拘束 double bind　69, 86, 130

乳児

　　──‐自己対象（母親）の二者関係
　　61

　　──とアタッチメントの対象との絆の生
　　成のための坩堝　25

　　──と初期の人間社会環境との感情的相
　　互作用　8

　　──と同調する共感的母親　45, 46

　　──の苛立った接近欲求を伴うくぐもっ
　　た抗議反応　129

　　──の視床下部‐下垂体‐副腎（HPA）
　　ストレス軸の活性化　79

　　──の心理的誕生　22

　　──の精神生物学的調整役　64

　　──の体液バランスの調整　26

　　──の内的（情動や覚醒の）状態　24

　　──の「開かれた」未熟な発達途上の内
　　部の恒常性システム　26

　　──‐養育者　46

乳児期後期　35

乳児期前期　35

人間としての独自性が仄かに揺らぐような
　　非現実的な瞬間　124

人間の初期発達　1

人間の体験の底（最深部）　89

人間の脳の構造と心の機能　9

人間の発達精神生物学の原理　8

認知　1, 2, 4

　　──パラダイム　2

認知行動療法　2, 91

認知的「発達の最近接領域」の情動版
　96
脳幹　155
　脳幹網様体賦活系と扁桃体を中心とした
　　——の機能　51
脳機能のリアルタイムの力動　6
脳損傷患者　53
能動的な対処　84
脳内のオピオイド（エンドルフィン）
　32
脳の10年　13
脳の構造と機能の関係　7
脳の混沌とした生化学的変化　77
脳への刷り込み　44
脳梁　155
　——の脱抑制　105, 106

は行

パーソナリティ形成　33
背外側前頭前野　159
背外側（前頭）皮質の成熟の臨界期　35
背側運動核の「植物的」あるいは「爬虫類
　的」迷走神経系　83
背側 dorsal - 腹側 ventral 軸　153
背側迷走神経系　82
　——副交感神経系優位な過少覚醒の共活
　　性化　95
　発生学的に古い——　81
恥 shame　32, 34, 43, 85
　——が遷延化した状態　60
　——体験　32, 34, 59, 125, 147
　——と嫌悪感　134
　——による困惑という精神生物学的状態
　　32
　——の覚醒に向き合わないこと　116
　——の感情　115
　——の代謝と調整　60
　自分の——の感情を双方向的に調整され
　　た体験　63

社会性の発達に繋がる——の体験　62
　両義的側面を有する——体験　62
パターン認識　132
バッシュ Basch, M. F.　30
発達神経精神分析　14
発達心理学的モデル　3
発達精神病理　14, 61
　——の起源　147
　多様な——　34
発達精神分析　14
発達途上の生体系の自己組織化　31
発達途上の脳の構造と機能の関係　6
発達の「隠された」メカニズム　9
発達の包括的モデル　13
離れている間に強まる母親への依存
　128
パニック　81
母親との双方向的感情調整によって修復さ
　れた体験記憶　63
母と子の言語　46
パラダイム　1
パラダイム・シフト　1, 2, 3
ハリリ Hariri, A. R.　101
半球間の局所論的退行　105
半球内の構造論的退行　105
ハンマー Hammer, E.　114
ビービー Beebe, B.　24
ピアジェの感覚運動期の第5段階　22
非言語的 non-verbal　4, 56
　——暗黙的コミュニケーション　5
　——コミュニケーション　4, 56, 110,
　　118, 169
　——水準　69
　——水準と言語的水準での相反するメッ
　　セージ　69
皮質
　——から皮質下へ　3
　——・皮質下（眼窩前頭前皮質辺縁系）
　　の配線の接続　46

皮質辺縁系
　　——構造の発達　　8
　　領域の発達のための臨界期の微小環境
　　　77
尾側から吻側　　35
左背外側前頭前野
　　——から右眼窩前頭前野への移行
　　　105
左半球の機能　　90, 91
微調律　　23
否定的／受動的気分　　84
否定的な部分　　42
否定癖 negativism　　128
雛形　　1
病因論に根ざした精神療法　　103
平等に漂う注意　　109
病理的解離　　91
　　——という情動的鈍麻による防衛　　93
病理的脆弱性　　77
敏感で共感的な臨床家　　131
不安定 - アンビヴァレント型アタッチメン
　　ト　　67, 75
不安定 - 回避型アタッチメント　　66, 72,
　　73
不安定型アタッチメント　　44, 65
不安定 - 無秩序・無方向型アタッチメント
　　66, 68, 76
不安の対処行動　　148
フィールド Field, T.　　31
フェアバーン Fairbairn, W. R. D.　　21
フォーゲル Fogel, A.　　25
深い精神療法　　123
深い接触の瞬間　　120
深い脱愛着　　80
深い無意識的な心　　106
深い無意識的コミュニケーション　　46
副交感神経系
　　——低覚醒状態から抜け出すこと　　74
　　——の外側被蓋神経　　67

　　——の外側被蓋神経による眼窩前頭葉シ
　　　ステムの神経支配の拡張　　74
　　——の偏り　　66
　　——の感情の増幅　　134
　　——優位な低覚醒　　62
　　——優位のエネルギー保存モード　　31
　　——優位の覚醒　　32
　　——優位の状態　　66, 73
　　——優位の生存 - 撤退状態　　80
副交感神経の保存 - 撤退　　32
副腎皮質ホルモン　　32, 77
腹側被蓋回路　　149
　　——配線　　32
腹側被蓋ドーパミン作動性
　　——入力　　32
　　——辺縁系回路　　28
腹側被蓋辺縁系回路　　33, 63
　　——（接近）　　35
　　——の再活性化　　62
　　——の不活性化　　62
　　——の優位性　　67
　　——配線　　35
　　——配線の成熟　　32
腹側被蓋辺縁系前脳 - 中脳回路の階層的支
　　配する　　32
腹側迷走神経系
　　新しい——　　82
腹側迷走神経系　　82
ブゲンタル Bugental, J. F.　　119
副交感神経迷走神経関連解離状態　　76
二つの辺縁系回路の分節化　　33
ブックハイマー Bookheimer, S. Y.　　101
ブッチ Bucci, W.　　4
不動　　81
フレンチ French, T. M.　　103
フロイト Freud, S.　　13, 41, 90, 103～109,
　　119
　　——の氷山の視覚的メタファ　　107
ブロンバーグ Bromberg, P. M.　　97, 115,

116, 135

「分化」期　22, 23

分節化過程　32

吻側 rostral - 尾側 caudal 軸　153

文脈の一義性　136

「分離 - 個体化」段階　21, 22, 29, 30

分離後の再会　27

ベイトソン Bateson, G.　69, 86, 87, 130

扁桃体　35, 47, 149

　　──による情動的価値判断　81

ポージェス Porges, S. W.　80, 81, 83, 95

ホールディング　124

防衛機制　72, 145

　　多様な──　148

防衛的自己調整戦略　135

防衛的投影性同一化　44

ボウルビィ Bowlby, J.　13, 72, 73, 80

　　──のいう絶望　66

　　──のアタッチメント・パターン　22

ボウルビィ卿 Sir Richard Bowlby　14

母子共生融合段階　23

母子ユニット　139

ポリヴェーガル理論　81

ホワイトヘッド Whitehead, C. C.　120

ま行

マーラー Mahler, M.　8, 21, 22, 26, 30,
　　33, 37

マインドブラインド　135

マジオッタ Mazziotta, J. C.　102

マン Mann, M.　115

マンシア Mancia, M.　100, 110

右眼窩前頭皮質領域　159

（右）前頭前野の経験依存的成熟　22

右大脳皮質の神経生物学的成熟過程　35

右に局在化された情動処理辺縁系　3

右半球　8

右扁桃体皮質下システム　47

身じろぎ　73

──したり弓なりになったりする
　　128

自らの身体で体感する　47

ミッチェル Mitchel, S.　13

未分化で原初的な精神生物学的機能　54

未分化な知覚　48

身を委ねる　47

無意識

　　──の解離された身体に基盤を持つ感情
　　　状態の修復　132

　　──の原始的防衛機制　42

　　──の心　41

　　──の心の初期発達　14

　　──の三分割の分類法　106

　　──の自己状態　137

　　浅い──　46

無意識過程の科学　41

無意識的　4

　　──アタッチメント欲求　135

　　──および暗黙の身体に基盤を持つ自己
　　　118

　　──感情的コミュニケーション　43,
　　　46

　　──コミュニケーション　46, 50, 56,
　　　109, 144

無意識と無意識との間のコミュニケーショ
　　ン　42

矛盾した行動パターン　130

難しい気質　75

無秩序性　68

無秩序な情動的コミュニケーション　73

虚しさ　124

無方向性　68

無様相知覚　48, 150

無力で絶望的なストレス状況　32

明示的　4

迷走神経

　　進化論的に階層性を有する──　82

　　腹側疑核の「利口な」あるいは「哺乳類

的」── 83
2つの── 81
メイン Main, M. 68, 70, 72, 128, 130
メタファ（隠喩） 149
面従腹背 130, 134
黙示的 4

や行

約束と破棄 engagement and
　　disengagement 131
役割逆転 71
矢状 sagittal 断面 155
有害な懲罰技法 70
幽霊の正体見たり枯れ尾花 54
弓なり 73
養育者が自身の感情をモニターし調整する
　　能力 60
養育者と乳児の相互作用 8
陽性快楽的内的状態 24
陽性感情 24
　　──から陰性感情への急激な移行
　　　34, 60
　　──状態 60
　　──と陰性感情 33, 35
抑制性ノルアドレナリン作動性外側被蓋辺
　　縁系回路 75
　　──前脳・中脳回路の活性化の増強
　　　32
抑圧された怒り 73
より一層細かい区別やニュアンスを経験す
　　る 119
喜び enjoyment 29

ら行

ラス Rass, E. 14

ラッカー Racker, H. 113
ラックマン Lachmann, F. M. 24
ラッセル論理階型理論 86
リアリティ 58
リオン・ルース Lyons-Ruth, K. 116,
　　130
力学的，動的用語 48
力動化 53
力動感 vitality affects 25, 150
理性的価値判断 51
臨界期 8, 9, 22
臨床家の身体 45
臨床家の精神生物学的双方向的調整
　　132
臨床精神医学 14
臨戦態勢 53
累積的な関係外傷 64
レース res 58
レジリエンス（回復力） 61
レワルド Loewald, H. W. 112
「練習」期 21, 22, 27
　　──後期 27, 31〜35, 37, 59, 61, 75,
　　　125
　　──前期 27〜35, 37, 63, 74, 125
論理的 4

アルファベット

A タイプ 65

B タイプ 65

C タイプ 65

D タイプ 65

著者紹介

小林隆児（こばやし りゅうじ）

1949年鳥取県米子市生まれ。児童精神科医，医学博士。1975年九州大学医学部卒業。福岡大学医学部精神医学教室入局後，大分大学，東海大学，大正大学を経て，西南学院大学を70歳で定年退職。その後，感性教育臨床研究所代表として現在に至る。臨床活動は非常勤医師としてクリニックおぐら（東京都世田谷区）にて従事している。

専門分野は，乳幼児精神医学，児童青年精神医学，関係発達精神病理学，精神療法。

学会活動は，日本児童青年精神医学会理事，日本小児精神神経学会理事，日本小児精神神経学会会長，日本乳幼児医学・心理学会理事長などを歴任。現在は，日本精神神経学会，日本児童青年精神医学会，日本精神分析学会，日本心理臨床学会，World Association for Infant Mental Health（世界乳幼児精神保健学会）に所属。

代表的な著書は，『「関係」からみる乳幼児期の自閉症スペクトラム』（ミネルヴァ書房），『自閉症スペクトラムの症状を「関係」から読み解く』（ミネルヴァ書房），『あまのじゃくと精神療法』（弘文堂），『人間科学におけるエヴィデンスとは何か』（共編著，新曜社），『発達障碍の精神療法』（創元社），『臨床家の感性を磨く』（誠信書房），『関係の病としてのおとなの発達障碍』（弘文堂），『右脳精神療法』（翻訳，岩崎学術出版社）など。

現在，精神疾患理解の脱構築に取り組むとともに，定期的にオンライン形式での感性教育講座を開催して臨床家養成に力を注いでいる。詳細については適宜以下のホームページを参照してほしい。

感性教育臨床研究所
ホームページ http://kansei-kobayashi.com
メールアドレス kansei.kyouiku@gmail.com

アラン・ショア入門
―感情調整と右脳精神療法―
ISBN978-4-7533-1246-7

著者
小林 隆児

2024年9月1日　第1刷発行

印刷・製本　（株）太平印刷社

発行所　（株）岩崎学術出版社　〒101-0062 東京都千代田区神田駿河台 3-6-1
発行者　杉田 啓三
電話 03（5577）6817　FAX 03（5577）6837
©2024　岩崎学術出版社
乱丁・落丁本はおとりかえいたします　検印省略

右脳精神療法——情動関係がもたらすアタッチメントの再確立
A・N・ショア著　小林隆児訳
神経科学に基づく精神療法のパラダイムシフト

自閉症のこころを見つめる——関係発達臨床からみた親子のそだち
小林隆児著
親と子のこころの交流に肉薄する臨床実践記録

自閉症とこころの臨床——行動の「障碍」から行動による「表現」へ
小林隆児著
援助の対象者と援助者との間に生まれるこころの動きを活写する

心理療法は脳にどう作用するのか
J・ホームズ著　筒井亮太訳　岡野憲一郎日本語版序文
精神分析と自由エネルギー原理の共鳴

レジリエンスを育む——ポリヴェーガル理論による発達性トラウマの治癒
K・L・ケイン／S・J・テレール著　花丘ちぐさ／浅井咲子訳
トラウマを癒す神経系のレジリエンスと調整

精神分析フィールド理論入門——3つのモデルの臨床例から理解する
S・M・カッツ著　筒井亮太／小林陵訳
主要な3つのモデルの歴史的背景や臨床技法を詳説

実践・子どもと親へのメンタライジング臨床——取り組みの第一歩
西村馨編著
メンタライゼーションに基づく治療の現場での臨床実践報告と考察

母子臨床の精神力動——精神分析・発達心理学から子育て支援へ
J・ラファエル-レフ著　木部則雄監訳
母子関係理解と支援のための珠玉の論文集

精神分析新時代——トラウマ・解離・脳と「新無意識」から問い直す
岡野憲一郎著
解離, 右脳, ディープラーニングの理解から精神分析に一石を投じる